JN094787

眼疾患アトラスシリーズ
Atlas of ocular diseases | 6

# 総目次・総索引
## INDEX

監修
**大鹿 哲郎**
筑波大学

総合医学社

# 総目次

眼疾患アトラスシリーズ 1

Atlas of ocular diseases

Atlas of anterior eye diseases

# 前眼部アトラス

監修
**大鹿 哲郎**
筑波大学

編集
**大鹿 哲郎**
筑波大学

**外園 千恵**
京都府立医科大学

総合医学社

# 目　次
Contents

**1. 結膜**

1）結膜の所見

  （1）結膜充血 ... 2

  （2）結膜下出血 ... 4

  （3）リンパ濾胞と乳頭組織 ... 6

  （4）結膜浮腫 ... 8

  （5）結膜裂傷・結膜びらん ... 10

  （6）偽膜形成 ... 12

  （7）結膜膿瘍 ... 14

  （8）眼窩脂肪ヘルニア ... 16

2）感染症

  （1）細菌性結膜炎 ... 18

    ①肺炎球菌結膜炎 ... 18

    ②インフルエンザ菌結膜炎 ... 20

    ③ブドウ球菌性眼瞼結膜炎 ... 22

    ④耐性菌による結膜炎 ... 23

    ⑤淋菌性結膜炎 ... 24

  （2）ウイルス性結膜炎 ... 26

    ①アデノウイルス角結膜炎 ... 26

    ②急性出血性結膜炎 ... 28

    ③単純ヘルペスウイルス結膜炎 ... 30

  （3）涙小管炎による慢性結膜炎 ... 32

  （4）クラミジア結膜炎 ... 33

  （5）東洋眼虫症 ... 34

  （6）バックル感染 ... 35

  （7）濾過胞感染 ... 36

3）免疫・アレルギー疾患および全身性疾患

  （1）アレルギー性結膜炎 ... 38

  （2）巨大乳頭結膜炎 ... 40

  （3）春季カタル ... 42

  （4）結膜フリクテン ... 44

  （5）川崎病 ... 45

  （6）アトピー性角結膜炎 ... 46

  （7）スティーブンス・ジョンソン症候群 ... 48

  （8）眼類天疱瘡 ... 50

  （9）移植片対宿主病 ... 52

4）変性・沈着

  （1）翼状片 ... 54

  （2）偽翼状片 ... 56

  （3）瞼裂斑 ... 57

(4)結膜弛緩症 ............................................. 58

(5)結膜結石 ............................................... 59

5)腫瘍性疾患

(1)乳頭腫 ................................................. 60

(2)結膜上皮内新生物，扁平上皮癌 ..................... 62

(3)色素性腫瘍 ........................................... 64

(4)囊胞・囊胞様病変 .................................... 68

(5)リンパ増殖性疾患 .................................... 72

(6)デルモイド ........................................... 76

(7)リポデルモイド ...................................... 77

(8)結膜アミロイドーシス ............................... 78

(9)化膿性肉芽腫 ......................................... 80

(10)結膜血管腫 .......................................... 82

6)その他

(1)上輪部角結膜炎 ...................................... 83

(2)リグニアス結膜炎 .................................... 84

(3)脂漏性眼瞼炎 ......................................... 85

(4)酒皶性眼瞼結膜炎 .................................... 86

(5)マイラゲル® ........................................... 87

(6)頸動脈海綿静脈洞瘻 ................................. 88

## 2. 強膜

(1)上強膜炎・強膜炎 .................................... 92

(2)強膜メラノーシス .................................... 95

(3)青色強膜 ............................................. 96

(4)強膜軟化症 ........................................... 98

(5)前部強膜ぶどう腫 ................................... 100

## 3. 角膜

1)角膜の所見

(1)点状表層角膜症 ..................................... 102

(2)角膜上皮欠損 ........................................ 104

(3)角膜潰瘍 ............................................ 106

(4)角膜浸潤 ............................................ 108

(5)角膜浮腫 ............................................ 110

(6)デスメ膜瘤・角膜穿孔 .............................. 112

(7)角膜白斑 ............................................ 115

(8)フォークトの角膜輪部柵 ............................ 118

(9)結膜侵入 ............................................ 120

2)先天異常

(1)小角膜 .............................................. 122

(2)巨大角膜 ............................................ 123

(3)強膜化角膜 .......................................... 124

(4)後部胎生環 ... 126

(5)ペーターズ異常 ... 128

(6)アクセンフェルト・リーガー症候群 ... 130

(7)原発先天緑内障 ... 132

3)感染症

(1)細菌性角膜炎 ... 134

　①ブドウ球菌性角膜炎 ... 134

　②肺炎球菌性角膜炎 ... 136

　③緑膿菌性角膜炎 ... 138

　④セラチア角膜炎 ... 140

　⑤モラクセラ角膜炎 ... 142

　⑥バチルス角膜炎 ... 143

(2)真菌性角膜炎 ... 144

　①酵母状真菌 ... 144

　②糸状真菌 ... 146

(3)非定型抗酸菌性角膜炎 ... 148

(4)角膜ヘルペス ... 150

(5)VZV角膜炎 ... 156

(6)サイトメガロウイルス角膜内皮炎 ... 158

(7)麻疹角膜炎 ... 160

(8)水痘角膜炎 ... 162

(9)アカントアメーバ角膜炎 ... 164

4)角膜上皮

(1)ドライアイ ... 166

(2)薬剤毒性角膜症 ... 168

(3)リッドワイパー上皮症 ... 170

(4)糸状角膜炎 ... 172

(5)Corneal mucous plaque ... 174

(6)デレン ... 176

(7)再発性角膜びらん ... 178

(8)神経障害性角膜症 ... 180

(9)糖尿病角膜症 ... 182

(10)無虹彩症 ... 184

(11)メースマン角膜ジストロフィ ... 186

(12)ザルツマン結節変性 ... 187

(13)帯状角膜変性 ... 188

5)角膜実質

(1)老人環 ... 189

(2)梅毒性角膜実質炎 ... 190

(3)角膜脂肪変性 ... 191

(4)TGEβI角膜ジストロフィ ... 192

(5)斑状角膜ジストロフィ ... 196

(6)膠様滴状角膜ジストロフィ ... 198

　　　(7)フランソワ角膜ジストロフィ 200
　　　(8)シュナイダー角膜ジストロフィ 202
　　　(9)デスメ膜前角膜ジストロフィ 204
　　　(10)先天性角膜実質ジストロフィ 205
　6)角膜内皮
　　　(1)滴状角膜 206
　　　(2)水疱性角膜症 208
　　　(3)フックス角膜内皮ジストロフィ 210
　　　(4)後部多形性角膜ジストロフィ 212
　　　(5)Posterior corneal vesicle(PCV) 213
　　　(6)先天角膜内皮ジストロフィ 214
　7)形状異常
　　　(1)円錐角膜 216
　　　(2)球状角膜 218
　　　(3)ペルーシド辺縁角膜変性 220
　　　(4)テリエン辺縁角膜変性 222
　8)免疫疾患
　　　(1)モーレン角膜潰瘍 224
　　　(2)リウマチ性角膜潰瘍 226
　　　(3)多発血管炎性肉芽腫症 228
　　　(4)周辺部角膜浸潤(カタル性角膜浸潤) 230
　　　(5)角膜フリクテン 231
　9)代謝異常・全身疾患
　　　(1)ファブリー病 232
　　　(2)ムコ多糖症 233
　　　(3)アミロイドーシス(続発性・家族性) 234
　　　(4)高ガンマグロブリン血症 236
　　　(5)M蛋白血症 237
　　　(6)甲状腺眼症 238
　　　(7)KID症候群 240
　　　(8)高比重リポ蛋白(HDL)欠乏症(LCAT欠損症, 魚眼病, タンジール病) 242
　　　(9)EEC症候群 244
　10)薬剤・沈着
　　　(1)アミオダロン角膜症 245
　　　(2)TS-1® 角膜上皮症 246
　　　(3)クロロキン角膜上皮症 248
　　　(4)角膜内金属沈着 250
　　　(5)角膜染血症 252
　　　(6)ウィルソン病 254
　11)外傷など
　　　(1)紫外線角膜炎 255
　　　(2)化学外傷・熱傷 256
　　　(3)角膜異物 258

(4)穿孔性角膜外傷 260

(5)分娩時外傷 262

(6)放射線障害 263

(7)ミュンヒハウゼン症候群 264

(8)デスメ膜剥離 266

(9)兎眼角膜症 267

(10)コンタクトレンズ障害 268

12)角膜手術後

(1)屈折矯正手術後 270

(2)角膜内リング 272

(3)全層角膜移植術後 274

(4)深部層状角膜移植術後 276

(5)上皮移植後 278

(6)前部層状角膜移植術後 280

(7)角膜内皮移植術後 282

(8)人工角膜移植後 284

(9)羊膜移植術後 285

(10)屈折矯正術後の感染 286

(11)角膜移植片拒絶反応 288

(12)移植後角膜感染 289

## 4. 虹彩

(1)ぶどう膜欠損(コロボーマ) 292

(2)無虹彩症 294

(3)瞳孔膜遺残 296

(4)瞳孔閉鎖 298

(5)虹彩嚢腫 300

(6)虹彩角膜内皮症候群(ICE症候群) 302

(7)虹彩ルベオーシス 304

(8)急性原発閉塞隅角緑内障 306

(9)悪性緑内障 308

(10)虹彩後癒着 310

(11)膨隆虹彩 312

(12)虹彩母斑 313

(13)虹彩腫瘍 314

(14)レーザー虹彩切開 316

(15)虹彩結節 318

(16)虹彩萎縮 320

(17)家族性アミロイドーシスにおける瞳孔異常 323

(18)フックス虹彩異色性虹彩毛様体炎 324

(19)前房蓄膿 326

(20)外傷性散瞳 328

(21)虹彩脱 330

(22)外傷性虹彩離断 ..... 332

(23)瞳孔形成術後 ..... 334

(24)瞳孔括約筋切開後 ..... 336

(25)人工虹彩 ..... 338

(26)中毒による瞳孔異常 ..... 340

(27)ワールデンブルグ症候群 ..... 342

(28)眼皮膚白皮症・眼白皮症 ..... 344

(29)プロスタグランジン製剤による虹彩変化 ..... 346

## 5. 隅角

(1)隅角所見と分類 ..... 348

(2)隅角異常所見 ..... 354

(3)プラトー虹彩 ..... 361

## 6. 前房

(1)前房出血 ..... 364

(2)乳化シリコーン ..... 365

(3)前房フィブリン ..... 366

(4)前房内異物 ..... 367

(5)前房コレステローシス ..... 368

(6)眼軟膏の前房内迷入 ..... 369

## 7. 水晶体

### 1)水晶体異常

(1)白内障の基本病型(核, 皮質, 後嚢下) ..... 372

(2)白内障の副病型 ..... 375

(3)白内障核硬度 ..... 378

(4)先天白内障の病型 ..... 380

(5)アトピー白内障 ..... 382

(6)後極白内障 ..... 384

(7)前部円錐水晶体 ..... 386

(8)後部円錐水晶体 ..... 388

(9)球状水晶体 ..... 390

(10)ひまわり状白内障 ..... 391

(11)モルガーニ白内障 ..... 392

(12)水晶体起因性眼内炎 ..... 394

(13)水晶体嚢真性落屑 ..... 396

(14)落屑症候群 ..... 398

(15)水晶体偏位 ..... 400

(16)水晶体脱臼 ..... 402

(17)水晶体内異物 ..... 404

(18)外傷性白内障 ..... 406

(19)電撃白内障 ..... 408

眼疾患アトラスシリーズ

Atlas of ocular diseases 2

# 後眼部アトラス

監修
**大鹿 哲郎**
筑波大学

編集
**近藤 峰生**
三重大学

**辻川 明孝**
京都大学

総合医学社

# 目　次
## Contents

### 総論

1) 網膜の正常所見

　　正常網膜 ..................................................... 2

2) 網膜の異常所見

　　(1) 出血 ..................................................... 10

　　(2) 白斑 ..................................................... 12

　　(3) 硝子体牽引 ..................................................... 14

　　(4) 浮腫・分離 ..................................................... 16

　　(5) 網膜剥離 ..................................................... 18

　　(6) 網膜色素上皮剥離 ..................................................... 20

　　(7) ドルーゼン ..................................................... ??

　　(8) 網膜萎縮 ..................................................... 24

3) 脈絡膜の正常所見

　　正常脈絡膜 ..................................................... 26

4) 脈絡膜の異常所見

　　(1) 脈絡膜の肥厚 ..................................................... 30

　　(2) 脈絡膜の菲薄化 ..................................................... 32

　　(3) 脈絡膜の隆起 ..................................................... 34

5) 硝子体の正常所見

　　正常硝子体 ..................................................... 36

6) 硝子体の異常所見

　　(1) 硝子体出血 ..................................................... 40

　　(2) 硝子体混濁 ..................................................... 42

### 各論

### 1. 網膜

1) 先天・発育異常

　　(1) 網膜有髄神経線維 ..................................................... 46

　　(2) 網膜ひだ, 鎌状網膜剥離 ..................................................... 47

　　(3) 先天風疹網膜症, ごま塩眼底 ..................................................... 48

　　(4) 網膜色素上皮肥大 ..................................................... 49

　　(5) 母斑症

　　　　① 神経線維腫症 1 型 (von Recklinghausen 病) ..................................................... 50

　　　　② 結節硬化症 (Bourneville-Pringle 病) ..................................................... 52

　　　　③ (小) 脳網膜血管腫症 (von Hippel-Lindau 症候群) ..................................................... 54

　　　　④ 先天網膜動静脈吻合症 ..................................................... 55

　　　　⑤ 脳三叉神経血管腫症 (Sturge-Weber 症候群) ..................................................... 56

　　　　⑥ 脳眼動静脈つた状血管腫症 ..................................................... 58

　　(6) 眼白皮症 (眼白子症) ..................................................... 60

　　　　　(7)未熟児網膜症 62
　　　　　(8)黄斑低形成 66
　2)網膜血管異常
　　　　　(1)網膜中心動脈閉塞 68
　　　　　(2)網膜動脈分枝閉塞 70
　　　　　(3)網膜中心静脈閉塞 72
　　　　　(4)網膜静脈分枝閉塞 74
　　　　　(5)Coats病 76
　　　　　(6)Eales病 78
　　　　　(7)大動脈炎症候群(高安動脈炎) 80
　　　　　(8)網膜細動脈瘤 82
　　　　　(9)Paracentral acute middle maculopathy 84
　3)高血圧および腎疾患による網膜症
　　　　　(1)高血圧網膜症 86
　　　　　(2)腎性網膜症 88
　　　　　(3)妊娠高血圧症候群網膜症 90
　　　　　(4)網膜細動脈硬化症 92
　　　　　(5)眼虚血症候群 94
　4)糖尿病網膜症
　　　　　(1)単純糖尿病網膜症における糖尿病黄斑浮腫 96
　　　　　(2)増殖糖尿病網膜症 98
　5)その他の全身疾患による網膜病変
　　　　　(1)膠原病および類縁疾患による網膜病変
　　　　　　　　①全身性エリテマトーデス 100
　　　　　　　　②坑リン脂質抗体症候群 102
　　　　　　　　③リウマチ性疾患 103
　　　　　　　　④結節性動脈周囲炎，結節性多発動脈炎，ANCA関連血管炎症候群 104
　　　　　　　　⑤側頭動脈炎(巨細胞性動脈炎) 106
　　　　　(2)血液・造血器疾患による網膜病変
　　　　　　　　①貧血網膜症 108
　　　　　　　　②白血病網膜症 109
　　　　　　　　③過粘稠度症候群による網膜病変 110
　　　　　(3)代謝異常による網膜病変
　　　　　　　　①スフィンゴリピド症 112
　　　　　(4)悪性腫瘍随伴網膜症 114
　6)網膜色素上皮症
　　　　　(1)多発性消失性白点症候群(MEWDS) 116
　　　　　(2)急性帯状潜在性網膜外層症(AZOOR) 118
　　　　　(3)散弾状脈絡網膜症(BCR) 120
　　　　　(4)急性網膜色素上皮炎 122
　　　　　(5)急性後部多発性斑状色素上皮症(APMPPE) 124
　7)網膜ジストロフィ
　　　　　(1)網膜色素変性(RP)，無色素網膜色素変性 126

| | |
|---|---|
| (2)錐体(杆体)ジストロフィ | 130 |
| (3)色素性傍静脈脈絡膜萎縮(PPRA) | 132 |
| (4)中心性輪紋状脈絡膜ジストロフィ(CACD) | 134 |
| (5)脳回状脈絡網膜萎縮(症) | 136 |
| (6)白点状網膜症 | 138 |
| (7)クリスタリン網膜症 | 140 |
| (8)先天黒内障(Leber 先天黒内障) | 142 |

8)硝子体網膜ジストロフィ

| | |
|---|---|
| (1)先天網膜分離症(X染色体性若年網膜分離症) | 144 |
| (2)家族性滲出性硝子体網膜症(FEVR) | 146 |
| (3)Goldmann-Favre症候群 | 148 |
| (4)Wagner病 | 150 |
| (5)Stickler症候群 | 152 |

9)黄斑ジストロフィ

| | |
|---|---|
| (1)Stargardt病 | 154 |
| (2)卵黄状黄斑ジストロフィ(Best病) | 156 |
| (3)成人発症卵黄状黄斑ジストロフィ | 158 |
| (4)家族性ドルーゼン | 160 |
| (5)オカルト黄斑ジストロフィ | 162 |

10)停在性夜盲症

| | |
|---|---|
| (1)小口病 | 164 |
| (2)先天停在性夜盲(CSNB) | 166 |
| (3)白点状眼底(FAP) | 168 |

11)黄斑疾患

| | |
|---|---|
| (1)中心性漿液性脈絡網膜症(CSC) | 170 |
| (2)多発性後極部網膜色素上皮症(MPPE) | 172 |
| (3)地図状脈絡膜炎 | 174 |
| (4)点状脈絡膜内層症(PIC) | 176 |
| (5)汎ぶどう膜炎を伴う多巣性脈絡膜炎(MCP) | 178 |
| (6)特発性脈絡膜新生血管(ICNV) | 180 |
| (7)早期加齢黄斑変性(AMD) | 182 |
| (8)萎縮型加齢黄斑変性(dry AMD) | 186 |
| (9)典型加齢黄斑変性(Typical AMD) | 190 |
| (10)ポリープ状脈絡膜血管症(PCV) | 194 |
| (11)網膜内血管腫状増殖(RAP) | 198 |
| (12)網膜色素線条(AS) | 200 |
| (13)黄斑前膜(ERM) | 202 |
| (14)嚢胞様黄斑浮腫(CME) | 204 |
| (15)特発性黄斑円孔 | 206 |
| (16)黄斑偽円孔 | 208 |
| (17)分層黄斑円孔(LMH) | 210 |
| (18)網膜色素上皮剥離(PED), 網膜色素上皮裂孔(RPE tear) | 212 |
| (19)黄斑部毛細血管拡張症(MacTel) | 214 |

(20)Pachychoroid spectrum diseases ..... 218

(21)Focal choroidal excavation(FCE) ..... 220

(22)Dome-shaped macula(DSM) ..... 222

(23)下方後部ぶどう腫 ..... 224

(24)低眼圧黄斑症 ..... 226

12)網膜剝離

(1)裂孔原性網膜剝離

　　①網膜裂孔 ..... 228

　　②網膜円孔 ..... 230

　　③毛様体裂孔 ..... 232

(2)周辺部脈絡膜網膜変性

　　①網膜格子状変性 ..... 233

　　②敷石状変性 ..... 234

　　③囊胞様変性 ..... 235

(3)増殖硝子体網膜症(PVR) ..... 236

(4)後天網膜分離症 ..... 238

13)近視

(1)近視性黄斑症 ..... 240

(2)近視性脈絡膜新生血管 ..... 242

(3)網膜分離症, 黄斑剝離, 黄斑円孔網膜剝離 ..... 244

(4)後部ぶどう腫 ..... 246

(5)近視性視神経萎縮(MON) ..... 248

14)網膜腫瘍

(1)網膜芽細胞腫 ..... 250

(2)網膜血管腫 ..... 252

(3)過誤腫

　　①網膜星状細胞腫 ..... 254

　　②網膜神経線維腫 ..... 256

15)薬物による網膜障害

(1)クロロキン網膜症, ヒドロキシクロロキン網膜症 ..... 258

(2)クロルプロマジンによる網膜症 ..... 260

(3)チオリダジン塩酸塩による網膜障害 ..... 261

(4)インターフェロン網膜症 ..... 262

## 2. 脈絡膜

1)先天異常

(1)脈絡膜欠損(脈絡膜コロボーマ) ..... 266

2)ぶどう膜炎

(1)Behçet病 ..... 268

(2)Vogt-小柳-原田病 ..... 270

(3)眼サルコイドーシス ..... 272

(4)交感性眼炎 ..... 274

(5)結核性ぶどう膜炎 ..... 276

(6)梅毒性ぶどう膜炎 　　　　　　　　　　　　　　　278

(7)ライム病 　　　　　　　　　　　　　　　　　　280

(8)関節・リウマチ性疾患によるぶどう膜炎 　　　　282

(9)猫ひっかき病 　　　　　　　　　　　　　　　　283

(10)真菌性眼内炎 　　　　　　　　　　　　　　　　284

(11)眼トキソプラズマ症 　　　　　　　　　　　　　286

(12)眼トキソカラ症 　　　　　　　　　　　　　　　288

(13)ウイルス性ぶどう膜炎

　　①急性網膜壊死(ARN) 　　　　　　　　　　290

　　②サイトメガロウイルス網膜炎(CMVR) 　　　292

　　③HTLV-1関連ぶどう膜炎(HAU) 　　　　　　294

(14)眼内悪性リンパ腫(仮面症候群) 　　　　　　　296

**3)脈絡膜循環障害**

(1)脈絡膜動脈閉塞(三角症候群) 　　　　　　　　298

(2)高血圧脈絡膜症 　　　　　　　　　　　　　　　300

**4)脈絡膜の変性・萎縮**

(1)脈絡膜ジストロフィ

　　①中心性輪紋状脈絡膜ジストロフィ(CACD) 　302

　　②コロイデレミア(CHM) 　　　　　　　　　303

　　③脳回状脈絡網膜萎縮症 　　　　　　　　　　304

**5)脈絡膜剥離**

(1)低眼圧に伴う脈絡膜剥離 　　　　　　　　　　　306

(2)Uveal effusion syndrome 　　　　　　　　　308

**6)脈絡膜腫瘍**

(1)良性腫瘍

　　①脈絡膜母斑 　　　　　　　　　　　　　　　310

　　②脈絡膜血管腫 　　　　　　　　　　　　　　312

　　③脈絡膜骨腫 　　　　　　　　　　　　　　　314

(2)悪性腫瘍

　　①悪性黒色腫 　　　　　　　　　　　　　　　316

　　②転移性腫瘍 　　　　　　　　　　　　　　　318

**3. 硝子体**

**1)先天異常**

(1)胎生血管系遺残(PFV) 　　　　　　　　　　　　322

**2)硝子体変性**

(1)閃輝性硝子体融解 　　　　　　　　　　　　　　325

(2)星状硝子体症 　　　　　　　　　　　　　　　　326

(3)硝子体アミロイドーシス 　　　　　　　　　　　328

**3) 硝子体の加齢変化**

(1)後部硝子体剥離(PVD) 　　　　　　　　　　　　330

**4)硝子体出血**

(1)硝子体出血(VH) 　　　　　　　　　　　　　　332

(2) Terson 症候群 ..................................................... 334

5) 眼内炎, 硝子体炎

(1) 内因性眼内炎 ..................................................... 336

(2) 外因性眼内炎

①術後 ..................................................... 338

②外傷性 ..................................................... 340

## 4. 視神経

1) 先天異常

(1) 乳頭欠損, 無形成 ..................................................... 344

(2) 視神経低形成 ..................................................... 346

(3) 傾斜乳頭症候群 ..................................................... 348

(4) 乳頭小窩(ピット)・乳頭小窩(ピット)黄斑症候群 ..................................................... 350

(5) 視神経乳頭ドルーゼン ..................................................... 353

(6) 朝顔症候群 ..................................................... 354

(7) 大乳頭・小乳頭 ..................................................... 356

(8) 上方視神経部分低形成(SSOH) ..................................................... 358

2) 視神経炎

(1) 視神経脊髄炎(NMO) ..................................................... 360

(2) 視神経炎 ..................................................... 362

(3) 乳頭血管炎 ..................................................... 364

(4) 視神経網膜炎 ..................................................... 366

3) 視神経症

(1) 虚血性視神経症 ..................................................... 368

(2) 外傷性視神経症(TON) ..................................................... 370

(3) 鼻性視神経症 ..................................................... 372

(4) 圧迫性視神経症 ..................................................... 373

(5) 糖尿病視神経症 ..................................................... 374

(6) 内分泌視神経症(甲状腺視神経症)(DON) ..................................................... 376

(7) 中毒性視神経症 ..................................................... 378

(8) 放射線視神経症 ..................................................... 381

(9) 遺伝性視神経症

①Leber 遺伝性視神経症(LHON) ..................................................... 382

②常染色体優性視神経萎縮(ADOA) ..................................................... 384

(10) 自己免疫性視神経症 ..................................................... 386

4) うっ血乳頭 ..................................................... 388

5) 視神経萎縮

(1) 単性視神経萎縮 ..................................................... 390

(2) 炎症性視神経萎縮 ..................................................... 391

(3) 網膜性視神経萎縮 ..................................................... 392

6) 視神経腫瘍

(1) 視神経乳頭黒色細胞腫 ..................................................... 393

(2) 視神経乳頭上血管腫 ..................................................... 394

眼疾患アトラスシリーズ

Atlas of ocular diseases

3

Atlas of external eye diseases

# 外眼部アトラス

監修

**大鹿 哲郎**
筑波大学

編集

**野田 実香**
慶應義塾大学

**渡辺 彰英**
京都府立医科大学

総合医学社

# 目 次
Contents

**1. 眼瞼**

**総論** 2

**各論**

1）眼瞼の形態異常

（1）内眼角贅皮，逆内眼角贅皮 8

（2）先天性眼瞼欠損 10

（3）先天性索状眼瞼縁癒着症 12

（4）瞼球癒着 14

（5）眼瞼内反　下眼瞼

①先天眼瞼内反 16

②加齢眼瞼内反 18

③瘢痕性眼瞼内反 20

④機械性眼瞼内反 22

眼瞼内反　上眼瞼

①Lash ptosis 24

②加齢性上眼瞼内反 26

③瘢痕性眼瞼内反 28

（6）眼瞼外反

①先天眼瞼外反 30

②加齢眼瞼外反 32

③瘢痕性眼瞼外反 34

④機械性眼瞼外反 37

⑤麻痺性眼瞼外反，顔面神経麻痺 40

（7）睫毛乱生・睫毛重生 42

（8）異所性睫毛 44

（9）眼瞼皮膚萎縮 46

（10）眼裂狭小症 48

2）眼瞼の機能障害

（1）眼瞼下垂

①先天眼瞼下垂 50

②腱膜性眼瞼下垂

a.加齢性眼瞼下垂 52

b.コンタクト眼瞼下垂 54

③神経原性眼瞼下垂

a.神経原性眼瞼下垂，動眼神経麻痺性眼瞼下垂 56

b.Horner症候群 58

④筋原性眼瞼下垂

a.重症筋無力症 60

|  | |
|---|---|
| b.慢性進行性外眼筋麻痺 | 62 |
| ⑤機械性眼瞼下垂 | 64 |
| ⑥偽眼瞼下垂（眼瞼皮膚弛緩症） | 66 |
| (2)眼瞼異常運動 | |
| ①開瞼失行症 | 68 |
| ②Marcus Gunn下顎眼瞼連合運動症候群（Marcus Gunn症候群） | 70 |
| (3)眼瞼けいれんと類縁疾患 | |
| ①本態性眼瞼けいれん，Meige症候群 | 72 |
| ②薬物性眼瞼けいれん | 74 |
| ③片側顔面けいれん | 76 |
| (4)兎眼 | 78 |
| (5)眼瞼後退（症） | 80 |
| 3）眼瞼の炎症 | |
| (1)麦粒腫 | 82 |
| (2)霰粒腫 | 84 |
| (3)Pyogenic granuloma | 86 |
| (4)毛嚢虫性眼瞼縁炎 | 88 |
| (5)脂漏性眼瞼縁炎 | 90 |
| (6)眼角眼瞼炎 | 92 |
| (7)眼瞼浮腫（Quincke浮腫） | 94 |
| (8)眼瞼リンパ浮腫 | 96 |
| (9)涙腺脱臼 | 98 |
| (10)マイボーム腺機能不全（後部眼瞼炎） | |
| ①分泌低下型MGD | 100 |
| ②分泌増加型MGD | 102 |
| (11)薬剤性眼瞼皮膚炎 | 104 |
| (12)アトピー性皮膚炎 | 106 |
| (13)丹毒 | 108 |
| (14)単純ヘルペスウイルス眼瞼炎 | 110 |
| (15)帯状ヘルペス眼瞼炎 | 112 |
| (16)ブドウ球菌性眼瞼炎 | 114 |
| (17)睫毛ケジラミ症 | 116 |
| (18)外眼部マダニ刺症 | 118 |
| 4）眼瞼の外傷，薬物障害 | |
| (1)光による傷害　放射線 | 120 |
| (2)火傷　花火外傷 | 122 |
| (3)眼瞼外傷 | |
| ①鈍的外傷 | 124 |
| ②眼瞼創傷（裂傷） | 126 |
| ③眼瞼挙筋の断裂，眼瞼下垂 | 128 |
| ④眼瞼欠損 | 130 |

⑤眼瞼瘢痕 132

⑥眼瞼異物

    a.ハードコンタクトレンズ 134

    b.ヒアルロン酸注入により生じた異物肉芽腫 136

    c.ポリアクリルアミド 138

    d.重瞼術後縫合糸脱出 140

    e.ケナコルト注射後 142

5)眼瞼の腫瘍

  (1)良性腫瘍

    ①皮様嚢腫 144

    ②母斑細胞性母斑 146

    ③脂漏性角化症(老人性疣贅) 148

    ④皮膚乳頭腫 150

    ⑤皮角 151

    ⑥尋常性疣贅 152

    ⑦伝染性軟属腫 153

    ⑧ケラトアカントーマ(角化棘細胞腫) 154

    ⑨Sturge-Weber症候群 156

    ⑩黄色腫, 黄色板症 158

    ⑪神経線維腫症1型(von Recklinghausen病) 160

    ⑫稗粒種 162

    ⑬表皮嚢胞(粉瘤) 164

    ⑭汗管腫 166

  (2)悪性腫瘍

    ①基底細胞癌 168

    ②脂腺癌 170

    ③扁平上皮癌 172

    ④Merkel細胞癌 174

**2. 涙器**

**総論** 178

**各論**

1)涙腺

  (1)先天異常

    ①異所性涙腺 182

2)涙道

  (1)先天異常

    ①先天涙点閉鎖 184

    ②涙点欠損・涙小管欠損 186

    ③先天鼻涙管閉塞・狭窄 188

④副涙点 190

⑤涙嚢(皮膚)瘻 192

⑥涙嚢ヘルニア 194

(2)涙小管炎

　①涙小管炎 196

　②涙小管嚢胞 198

(3)涙嚢炎

　①急性涙嚢炎 200

　②慢性涙嚢炎 202

　③新生児涙嚢炎 205

　④涙道瘻炎 206

(4)涙道通過障害

　①涙点狭窄・閉鎖 208

　②涙小管閉塞 210

　③鼻涙管狭窄・閉塞 212

　④続発性鼻涙管狭窄・閉塞 214

　⑤涙道内腫瘍 216

(5)外傷

　①涙小管断裂 218

　②涙道異物 220

## 3. 眼窩

**総論** 224

**各論**

1)先天異常

(1)眼球の先天異常

　①無眼球 228

　②小眼球 230

　③潜伏眼球 234

2)眼球突出

(1)甲状腺眼症 236

(2)骨疾患による眼球突出

　①頭蓋顎顔面骨形成不全 239

　②線維性骨異形(症) 242

(3)海綿静脈洞血栓 244

(4)頸動脈海綿静脈洞瘻 246

(5)副鼻腔粘液嚢胞, 膿性嚢胞 248

(6)副鼻腔炎の眼窩内進展 249

(7)眼窩腫瘍

　①涙腺部腫瘍 250

## 4. 斜視

b.非屈折性調節性内斜視 314

c.部分調節性内斜視 316

②続発内斜視 318

3)外斜視

(1)間欠性外斜視 320

(2)恒常性外斜視 322

4)上下斜視 324

5)回旋斜視 326

6)A-V型斜視 328

7)交代性上斜位 330

8)微小斜視 332

9)症候群

(1)Duane症候群(Duane眼球後退症候群) 334

(2)Möbius症候群 336

(3)外眼筋線維症 338

10)偽斜視

(1)$\gamma$($\alpha$, $\kappa$, $\lambda$)角異常 340

11)麻痺性斜視 342

12)固定内斜視 344

13)急性内斜視 346

## 5. 眼球運動異常

### 総論 350

### 各論

1)核上性眼球運動障害

(1)側方注視麻痺(共同偏視), Foville症候群, Millard-Gubler症候群 354

(2)内側縦束症候群 356

(3)One-and-a-half症候群 358

(4)斜偏位 360

(5)Fisher症候群 362

(6)中脳背側症候群, Parinaud症候群 364

(7)進行性核上性麻痺 365

(8)眼振 366

2)核および核下性眼球運動障害

(1)眼球運動神経麻痺(動眼神経麻痺, 滑車神経麻痺, 外転神経麻痺) 368

(2)複合神経麻痺

①海綿静脈洞症候群, Tolosa-Hunt症候群, 有痛性外眼筋麻痺 370

②眼窩先端部症候群(上眼窩裂症候群) 372

3)神経筋接合部障害

(1)重症筋無力症 374

眼疾患アトラスシリーズ

Atlas of ocular diseases 4

# 眼病理アトラス

監修
**大鹿 哲郎**
筑波大学

編集
**後藤 　浩**
東京医科大学

**小幡 博人**
埼玉医科大学

総合医学社

# 目　次
Contents

## 総論

| | |
|---|---|
| (1)眼瞼 | 2 |
| (2)結膜 | 4 |
| (3)角膜 | 6 |
| (4)ぶどう膜 | 8 |
| (5)網膜 | 10 |
| (6)視神経・乳頭 | 14 |
| (7)涙腺 | 16 |
| (8)涙嚢・鼻涙管 | 18 |

## 各論

### 1. 眼瞼

| | |
|---|---|
| (1)麦粒腫 | 22 |
| (2)霰粒腫 | 24 |
| (3)マイボーム腺梗塞 | 26 |
| (4)瞼板内角質嚢胞(マイボーム腺嚢胞) | 28 |
| (5)母斑細胞母斑 | 30 |
| (6)皮様嚢胞(デルモイドシスト) | 32 |
| (7)表皮嚢胞(粉瘤) | 34 |
| (8)脂漏性角化症(老人性疣贅) | 36 |
| (9)尋常性疣贅 | 38 |
| (10)ケラトアカントーマ(角化棘細胞腫) | 40 |
| (11)石灰化上皮腫；毛母腫 | 42 |
| (12)黄色腫；眼瞼黄色板症 | 44 |
| (13)伝染性軟属腫 | 46 |
| (14)基底細胞癌 | 48 |
| (15)脂腺癌 | 50 |
| (16)眼瞼扁平上皮癌 | 52 |
| (17)メルケル細胞癌 | 54 |

### 2. 結膜

| | |
|---|---|
| (1)細菌性結膜炎 | 58 |
| (2)ウイルス性結膜炎 | 60 |
| (3)クラミジア結膜炎 | 62 |
| (4)アレルギー(性)結膜疾患・春季カタル | 64 |
| (5)瞼裂斑 | 66 |
| (6)翼状片 | 68 |
| (7)結膜結石 | 70 |
| (8)結膜嚢胞 | 72 |

(9) 結膜乳頭腫 ............................................................ 74

(10) 結膜母斑 ............................................................ 76

(11) 結膜原発性後天性メラノーシス .................................. 78

(12) 結膜悪性黒色腫 ................................................... 80

(13) 結膜上皮内癌 ...................................................... 82

(14) 結膜扁平上皮癌 ................................................... 84

(15) 結膜MALTリンパ腫 ............................................. 86

(16) 眼類天疱瘡 ........................................................ 88

(17) スティーブンス・ジョンソン症候群 ............................. 90

## 3. 角膜

(1) 細菌性角膜潰瘍 .................................................... 94

(2) ヘルペス角膜炎 .................................................... 97

(3) 真菌性角膜炎 ...................................................... 100

(4) アカントアメーバ角膜炎 ......................................... 102

(5) 水疱性角膜症 ...................................................... 104

(6) 顆粒状角膜ジストロフィ ......................................... 106

(7) 格子状角膜ジストロフィ ......................................... 108

(8) 膠様滴状角膜ジストロフィ ...................................... 110

(9) 斑状角膜ジストロフィ ........................................... 112

(10) フックス角膜内皮ジストロフィ ................................ 114

(11) 円錐角膜 .......................................................... 116

## 4. ぶどう膜

(1) 水晶体起因性ぶどう膜炎 ......................................... 120

(2) 交感性眼炎 ........................................................ 122

(3) サルコイドーシス ................................................. 124

(4) サイトメガロウイルス網膜炎 .................................... 126

(5) 眼内炎 ............................................................. 128

(6) 虹彩嚢胞 .......................................................... 130

(7) 脈絡膜メラノーマ ................................................. 132

(8) 転移性脈絡膜腫瘍 ................................................. 135

(9) 眼球癆 ............................................................. 138

## 5. 網膜・硝子体

(1) 未熟児網膜症 ...................................................... 142

(2) 増殖性硝子体網膜症 .............................................. 144

(3) 糖尿病網膜症 ...................................................... 146

(4) 網膜色素変性 ...................................................... 150

(5) 加齢黄斑変性 ...................................................... 152

(6) ポリープ状脈絡膜血管症 ......................................... 156

(7) 黄斑上膜 .......................................................... 158

(8) 眼内リンパ腫 ...................................................... 160

(9)網膜芽細胞腫 ..................................................................... 162

## 6. 涙嚢・涙腺

(1)慢性涙嚢炎 ..................................................................... 166

(2)シェーグレン症候群 ..................................................................... 168

(3)多形腺腫 ..................................................................... 170

(4)腺様嚢胞癌 ..................................................................... 172

(5)多形腺癌 ..................................................................... 174

## 7. 眼窩

(1)特発性眼窩炎症症 ..................................................................... 178

(2)木村病 ..................................................................... 180

(3)IgG4関連眼疾患 ..................................................................... 182

(4)眼窩MALTリンパ腫 ..................................................................... 186

(5)眼窩びまん性大細胞型リンパ腫 ..................................................................... 188

(6)血管腫・血管奇形(海綿状血管腫など) ..................................................................... 190

(7)リンパ管腫 ..................................................................... 192

(8)孤立性線維性腫瘍 ..................................................................... 194

(9)横紋筋肉腫 ..................................................................... 196

(10)神経線維腫 ..................................................................... 198

(11)神経鞘腫 ..................................................................... 200

(12)多発血管炎性肉芽腫症(ウェゲナー肉芽腫症) ..................................................................... 202

(13)甲状腺眼症 ..................................................................... 204

## 8. 視神経

(1)視神経膠腫 ..................................................................... 208

(2)髄膜腫 ..................................................................... 211

(3)視神経乳頭黒色細胞腫 ..................................................................... 214

## 9. 緑内障

(1)血管新生緑内障 ..................................................................... 218

(2)ステロイド緑内障 ..................................................................... 220

(3)視神経乳頭陥凹拡大 ..................................................................... 222

(4)網膜神経線維層欠損 ..................................................................... 224

## 索引

.............................................................................................. 227

眼疾患アトラスシリーズ

Atlas of ocular diseases

5

Atlas of the eye in systemic diseases

# 眼と全身病アトラス

監修
**大鹿 哲郎**
筑波大学

編集
**中村　誠**
神戸大学
**大鹿 哲郎**
筑波大学

総合医学社

# 目　次
Contents

## 1. 小児疾患

1)感染症

(1)先天風疹症候群 　2

(2)先天性サイトメガロウイルス感染症 　4

(3)先天トキソプラズマ症 　5

(4)先天梅毒 　6

(5)クラミジア結膜炎 　7

(6)淋菌性結膜炎 　8

2)未熟児網膜症 　10

3)川崎病 　12

4)外傷

(1)分娩時外傷 　14

(2)揺さぶられっ子症候群 　16

5)染色体異常と類縁疾患

(1)ダウン症候群 　19

(2)パトウ症候群(13トリソミー) 　22

(3)コケイン症候群 　24

(4)ゴールデンハー症候群 　26

6)先天代謝異常

(1)スフィンゴリピド症

①テイ・サックス病 　28

②ファブリー病 　30

(2)脂質代謝異常

①ロウ症候群 　31

②家族性高コレステロール血症 　32

(3)ペルオキシソーム機能異常

①副腎白質ジストロフィ 　34

②ツェルベーガー症候群 　36

(4)バッテン病 　38

(5)ムコ脂質症(MLS) 　40

(6)ムコ多糖症(MPS)

①ムコ多糖症IH型(ハーラー症候群) 　41

②ムコ多糖症IS型(シャイエ症候群) 　42

③ムコ多糖症IH/IS型(ハーラー・シャイエ症候群) 　44

④ムコ多糖症II型(ハンター症候群) 　45

⑤ムコ多糖症III型(サンフィリッポ症候群)　ムコ多糖症IV型(モルキオ症候群)　ムコ多糖症VI型(マロトー・ラミー症候群)　ムコ多糖症VII型(スライ症候群) 　47

| | | |
|---|---|---|
| (7)糖代謝異常 | | |
| | ①ガラクトース血症 | 49 |
| (8)アミノ酸代謝異常とその類縁疾患 | | |
| | ①ホモシスチン尿症 | 50 |
| | ②高オルニチン血症 | 52 |
| | ③マルファン症候群 | 54 |
| | ④エーラス・ダンロス症候群 | 56 |
| | ⑤ヴァイユ・マルケザーニ症候群 | 58 |
| (9)金属代謝異常 | | |
| | ①ウィルソン病 | 60 |
| (10)白子(症)と類縁疾患 | | |
| | ①眼皮膚白皮(症) | 62 |
| | ②眼白皮症 | 64 |
| | ③ワールデンブルグ症候群 | 66 |
| 7)骨・運動器系疾患 | | |
| | (1)頭蓋顎顔面骨形成不全 | 68 |
| | (2)デュアン症候群(デュアン眼球後退症候群) | 70 |
| | (3)メビウス症候群 | 72 |
| | (4)外眼筋線維症 | 74 |
| | (5)マーカスガン下顎眼瞼連合運動症候群(マーカスガン症候群) | 76 |
| | (6)先天性ホルネル症候群 | 78 |
| | (7)若年性特発性関節炎 | 80 |
| | (8)線維性骨異形成(症) | 82 |
| 8)視神経低形成と類縁疾患 | | |
| | (1)中隔視神経異形成(ドモルシア症候群) | 83 |
| | (2)アイカルディ症候群 | 86 |
| | (3)アーノルド・キアリ異常 | 88 |
| | (4)小児の水頭症 | 90 |
| | (5)黄斑低形成, 無虹彩 | 92 |

## 2. 神経疾患

| | | |
|---|---|---|
| 1)遺伝性疾患 | | |
| | (1)レーベル遺伝性視神経症プラス | 96 |
| | (2)常染色体優性視神経萎縮プラス | 99 |
| | (3)毛細血管拡張性運動失調症(ルイ・バー症候群) | 101 |
| 2)脳血管障害 | | |
| | (1)脳梗塞 | 103 |
| | (2)脳内出血 | 106 |
| | (3)くも膜下出血 | 108 |
| | (4)脳動脈瘤 | 110 |

(5)硬膜下血腫 ... 112

(6)テルソン症候群 ... 114

### 3)うっ血乳頭

(1)脳腫瘍による水頭症 ... 116

(2)静脈洞血栓 ... 118

### 4)脳膿瘍 ... 120

### 5)炎症性疾患

(1)多発性硬化症 ... 122

(2)腫瘤形成性多発性硬化症 ... 124

(3)視神経脊髄炎 ... 126

(4)抗MOG抗体視神経炎 ... 128

### 6)眼瞼けいれんと類縁疾患

(1)本態性眼瞼けいれん, メージュ症候群 ... 130

(2)薬剤性眼瞼けいれん ... 132

(3)片側顔面けいれん ... 134

### 7)筋肉疾患

(1)重症筋無力症 ... 135

(2)筋強直性ジストロフィ ... 137

(3)ミトコンドリア脳筋症

①カーンズ・セイヤー症候群 ... 140

②慢性進行性外眼筋麻痺 ... 142

(4)ホルネル症候群 ... 144

(5)抗GQ1b抗体症候群 ... 146

### 8)核上性眼球運動障害

(1)側方注視麻痺(共同偏視), フォビーユ症候群, ミヤール・ギュブレル症候群 ... 148

(2)内側縦束症候群 ... 150

(3)One-and-a-half症候群 ... 152

(4)斜偏位 ... 154

(5)フィッシャー症候群 ... 155

(6)中脳水道背側症候群, パリノー症候群 ... 156

(7)進行性核上性麻痺 ... 157

### 9)心因性視覚障害と類縁疾患

(1)ミュンヒハウゼン症候群 ... 158

(2)心因性視覚障害 ... 160

## 3. 心・循環疾患

### 1)高血圧症

(1)本態性高血圧 ... 162

(2)腎性高血圧 ... 164

(3)妊娠高血圧症候群 ... 166

2) 動脈硬化症関連網膜疾患 ............................ 168

3) 眼虚血症候群 ............................ 172

4) プルチェル網膜症 ............................ 174

5) 片頭痛 ............................ 176

## 4. 腎疾患

1) 腎炎 ............................ 178

2) ネフローゼ症候群 ............................ 180

3) 間質性腎炎ぶどう膜炎症候群 ............................ 182

4) 腎透析 ............................ 184

## 5. 血液・造血器疾患

1) 貧血 ............................ 188

2) 真性多血症 ............................ 190

3) マクログロブリン血症 ............................ 192

4) 白血病 ............................ 194

## 6. 膠原病および類縁疾患

1) シェーグレン症候群 ............................ 198

2) 全身性エリテマトーデス ............................ 202

3) 巨細胞性動脈炎(側頭動脈炎) ............................ 205

4) 抗リン脂質抗体症候群 ............................ 208

5) 進行性硬化症, 強皮症 ............................ 210

6) 結節性多発動脈炎 ............................ 212

7) 高安動脈炎(高安病) ............................ 214

8) サルコイドーシス ............................ 217

9) 抗好中球細胞質抗体(ANCA)関連血管炎

(1) 多発血管炎性肉芽腫症

①強膜炎・周辺部角膜潰瘍 ............................ 220

②眼窩疾患 ............................ 222

(2) 好酸球性多発血管炎性肉芽腫症 ............................ 224

10) 関節リウマチ ............................ 226

11) 皮膚筋炎・多発性筋炎 ............................ 229

12) 強直性脊椎炎 ............................ 230

13) ライター症候群(反応性関節炎) ............................ 232

14) バージャー病 ............................ 234

15) ベーチェット病 ............................ 236

16) フォークト・小柳・原田病 ............................ 238

17) 交感性眼炎 ............................ 240

18) 木村病 ............................ 242

19)IgG4関連眼疾患 244

20)癌関連網膜症，自己免疫網膜症 246

21)肥厚性硬膜炎 248

22)炎症性腸疾患 250

**7. 網膜硝子体変性疾患**

1)家族性滲出性硝子体網膜症 254

2)スティックラー症候群 256

**8. 内分泌疾患**

1)糖尿病

(1)糖尿病角膜症 260

(2)糖尿病網膜症 262

(3)糖尿病による動眼神経麻痺 264

(4)糖尿病による外転神経麻痺 266

(5)糖尿病による虚血性視神経症 268

(6)糖尿病乳頭症 270

2)間脳・下垂体疾患

(1)視床下部性性腺機能低下症

①バルデー・ビードル症候群 272

3)甲状腺疾患

(1)バセドウ病 274

4)副甲状腺疾患

(1)副甲状腺機能亢進症 277

(2)副甲状腺機能低下症 279

5)副腎疾患

(1)クッシング症候群 280

(2)褐色細胞腫 282

6)アミロイドーシス 284

7)POEMS症候群 286

**9. 皮膚疾患**

1)帯状疱疹 290

2)単純ヘルペス 292

3)粘膜・皮膚・眼症候群

(1)スティーブンス・ジョンソン症候群および中毒性表皮壊死症 294

4)アトピー性皮膚炎 296

5)多形滲出性紅斑 299

6)眼類天疱瘡 300

7)ウェルナー症候群 302

8)色素失調症，ブロッホ・ズルツベルガー症候群　304

9)先天性表皮水疱症　306

10)酒皶　308

11)母斑症

(1)太田母斑　310

(2)フォンヒッペル・リンダウ病　312

(3)結節性硬化症(ブルヌヴィーユ・プリングル病)　314

(4)スタージ・ウェーバー症候群　318

(5)神経線維腫症I型(レックリングハウゼン病)　322

(6)神経線維腫症II型　326

12)弾力線維性仮性黄色腫

(1)グレンブラッド・ストランドベルグ症候群　329

13)ロスムンド・トムソン症候群　332

## 10. 薬物中毒・副作用等

1)副腎皮質ステロイド(薬)　334

2)エタンブトール視神経症　336

3)クロロキン角膜上皮症　338

4)ヒドロキシクロロキン　340

5)インターフェロン　343

6)クロルプロマジン　344

7)アドレナリン(エピネフリン)　346

8)キノホルム中毒(亜急性脊髄・視神経・末梢神経障害)　348

9)メタノール中毒　350

10)アミオダロンによる眼障害　352

11)サリン中毒　355

12)有機リン(農薬中毒)　356

13)シンナー中毒　358

14)アトロピン硫酸塩水和物点眼による調節麻痺　360

15)ピロカルピン塩酸塩　362

16)ビガバトリン　363

17)IT眼症　364

18)免疫チェックポイント阻害薬　366

19)TS-1®による眼障害　368

20)メトトレキサート関連リンパ増殖性疾患　370

21)分子標的薬　372

## 11. 感染症

1)推定ヒストプラズマ症　376

2)HTLV-1関連ぶどう膜炎　378

# 総索引

# 和文索引

## あ

アーガイルロバートソン瞳孔 (5)395
アーノルド・キアリ異常 (5)88
アイカルディ症候群 (5)86
アイスパック試験陽性 (5)135
アイスパックテスト (3)60
アイゼンメンゲル症候群 (5)168
暗視野法 (2)278
青錐体増幅症候群 (2)148
赤ぶどう酒様 (2)56
アカントアメーバ角膜炎 (1)164, (4)102
アカントアメーバ感染が治癒した後の角膜混濁 (1)116
アカントアメーバトロホゾイト (1)165
亜急性心内膜炎 (5)390
亜急性の視力, 視野障害 (5)352
悪性黒色腫 (1)64, (2)316
悪性腫瘍随伴網膜症 (2)114
悪性緑内障 (1)308
悪性リンパ腫 (1)72, (5)192, 198
アクセンフェルト・リーガー症候群 (1)126, 130, 320
──による虹彩萎縮 (1)322
アクネ菌 (1)231, 419, (4)124
アクリル系IOLでのpit (1)455
アクレモニウムによる真菌性角膜炎 (1)147
朝顔症候群 (2)47, 354
アスペルギルス (3)266
アセチルコリン受容体 (3)60
アッシャー症候群 (2)126
圧迫隅角検査 (1)348
圧迫性視神経症 (2)372, 373
アデノイド肥大 (5)45
アデノウイルス角結膜炎 (1)26
アテローム硬化症による血栓症 (5)103

アトピー性角結膜炎 (1)46, 105, (5)296
アトピー性皮膚炎 (1)42, 46, 382, (3)106, (5)296
──における円錐角膜 (1)189
アトピー素因 (3)106
アトピー白内障 (1)382
アドレナリン (5)346
アトロピン硫酸塩水和物点眼による調節麻痺 (5)360
アニオンギャップ開大性代謝性アシドーシス (5)350
アペール症候群 (3)239, (5)68
アポクリン腺 (4)2
アポロ病 (1)28
アマクリン細胞 (4)10
アミオダロン (1)232, 248
アミオダロン角膜症 (1)245
アミオダロン視神経症 (5)352
アミオダロンによる眼障害 (5)352
アミロイド (4)108, 110
アミロイドーシス (1)234, (2)42, 328, (5)284
アミロイドの沈着 (1)78
アラジール症候群 (1)126
粗い毛 (5)47
アルカリ外傷 (3)28
アルカリ外傷後lash ptosis (3)21
アルカリ化学外傷後の瘢痕期 (1)257
アルポート症候群 (1)386, (5)178
アレスチン変異 (2)164
アレルギー(性)結膜疾患 (4)64
アレルギー性結膜炎 (1)38, (5)296
アレルギー性結膜疾患 (1)8
──診療ガイドライン (1)2, 46
アレルギー性鼻炎 (5)296
暗黒感 (5)355
アンジオテンシン変換酵素(ACE)活性高値 (2)272
暗順応障害 (5)356

安静時疼痛 (5)234
鞍鼻 (5)6, 36, 248

## い

イールズ病 (2)78, (5)386
胃炎 (5)198
胃潰瘍 (5)334
息切れ (5)188
医原性クッシング症候群 (5)280
医原性出血 (3)284
医原性照射 (2)412
易骨折性 (5)192
石垣状巨大乳頭 (1)42, 105
意識混濁 (5)358
意識障害 (5)16, 90, 103, 106, 108, 112, 124, 146, 277
易刺激性 (5)90
萎縮円孔 (2)230
萎縮型加齢黄斑変性 (2)186
萎縮期 (2)156
異常リポフスチン (2)156
異常涙点 (3)190
移植後角膜感染 (1)289
移植片対宿主病 (1)52
異所性結膜リンパ関連組織 (1)6
異所性ACTH産生腫瘍 (5)280
異所性睫毛 (3)44
異所性メニスカス (1)58
異所性蒙古斑 (5)47
異所性涙腺 (3)182
いちご舌 (1)45, (5)12
一次性視神経萎縮 (2)390
胃腸障害 (5)346
一過性眼圧上昇 (5)184
一過性骨髄増殖症 (5)19
一過性半盲 (5)176
遺伝性血管浮腫 (3)94
易転倒性 (5)156, 157
易疲労性 (3)374, (5)178, 188
異物感 (5)130
イボ (3)152
イムノクロマト法 (1)38

──キット　(1)26
イライラ感　(5)277
炒り卵期　(2)156
陰影細胞　(4)42
インターフェロン　(5)343
──γ遊離試験　(5)392
──網膜症　(5)343
インターフェロン-γ遊離試験
　(2)276
インターフェロン網膜症
　(2)262
インターロイキン　(2)296
咽頭結膜熱　(1)26
インフリキシマブ　(2)380
インフルエンザ菌　(1)20
インフルエンザ菌結膜炎　(1)20
インフルエンザ菌による涙腺導管
　膿瘍　(1)21
インフルエンザ症状　(5)366
インフルエンザ様の随伴症状
　(5)398

### う

ヴァイユ・マルケザーニ症候群
　(1)390, (5)58
ウイルス性結膜炎　(4)60
ウィルソン病　(1)254, 391,
　(5)60
ウィルムス腫瘍　(1)294, (5)92
ウェーバー症候群　(5)103
ウェゲナー肉芽腫　(3)214
ウェゲナー肉芽腫症　(1)98,
　228, (4)202, (5)220
ウェルナー症候群　(5)302
ウォルフラム症候群　(2)374
ウォルフリング腺　(4)16
ヴォルフリング腺　(3)4
渦巻き状角膜症　(5)338
打ち上げ花火状　(3)172
打上げ花火状血管　(1)63
打上げ花火による重度熱傷
　(1)257
打ち抜き像　(2)178
うつ　(5)279
うっ血乳頭　(2)388, (5)68, 88,
　90, 108, 112, 116, 418
畝状の皮膚肥厚　(5)45
羽毛状潰瘍　(1)144, 146
羽毛状硝子体混濁　(2)336

羽毛状膿瘍　(1)107
ウレッツ-ザバリア症候群
　(1)320
──に伴う虹彩萎縮　(1)321
上目づかい　(3)324
運動失調　(5)28, 38, 99, 146,
　155
運動制限　(5)230
運動性消失　(5)230
運動性融像の不全　(3)330
運動知覚障害　(5)356
運動麻痺　(3)342

### え

エアバッグ外傷　(5)174
栄養障害　(5)184
栄養障害性潰瘍　(1)107
エーラス・ダンロス症候群
　(1)218, (5)56
液化腔　(2)36
液化硝子体　(2)150
腋窩の雀卵斑様色素斑　(5)322
液状後発白内障　(1)412, 418
液体窒素による冷凍凝固
　(3)152
エクリン汗腺　(3)2, 166
壊死性角膜炎　(1)150, (5)292
──による角膜穿孔　(1)114
壊死性強膜炎　(1)92, (5)226
壊死性血管炎　(2)104, (5)220
壊死性血管炎性肉芽腫症
　(5)224
壊死性肉芽腫性炎　(5)220, 222
壊死性網膜炎　(5)404
壊疽性膿皮症　(5)250
エタンブトール塩酸塩　(2)378,
　(5)336
エタンブトール視神経症
　(5)336
えびつめ様変形　(1)244
エピネフリン　(5)346
──黄斑症　(5)346
──角膜症　(5)346
エリプソイドゾーン　(2)128
エルシュニッヒ真珠　(1)410,
　412, 417
エルシュニッヒ斑　(2)300,
　(5)184
遠位尿細管性アシドーシス

(5)198
遠見内斜視　(3)386
嚥下障害　(5)28, 88, 300
塩酸バンコマイシン　(2)336
塩酸フェニレフリン点眼
　(3)58, (5)144
炎症性視神経萎縮　(2)391
炎症性腸疾患　(5)250
円錐角膜　(1)216, 220,
　(4)116, (5)19, 56
──にみられたフライシャー輪
　(1)251
──の急性角膜水腫による穿孔
　(1)114
円板状角膜炎　(1)150, 156,
　162, (5)292
円板状後嚢下白内障　(1)383,
　384
円板状混濁　(1)203
円板状発疹　(2)100, (5)202

### お

嘔気　(5)103, 106, 176, 282,
　362, 418
桜実紅斑　(2)46, 68, 112
黄色腫　(3)158, (4)44
黄色腫細胞　(4)44
黄色板　(5)32
黄色板症　(3)158
黄色ブドウ球菌　(1)22, 134,
　(2)340, (3)264
黄疸　(5)4, 5, 49
嘔吐　(5)49, 90, 112, 116,
　118, 176, 277, 368, 418
黄白色滲出斑　(2)292
黄白色皮疹　(5)329
黄白色斑　(2)410
黄白色隆起病変　(2)318
黄斑　(2)2
黄斑萎縮　(2)168
黄斑円孔　(2)128, 208
黄斑円孔網膜剝離　(2)244
黄斑下液貯留　(5)270
黄斑偽円孔　(2)206, 208
黄斑牽引　(2)47
黄斑色素　(2)2
黄斑上膜　(2)128, 208, (4)158
黄斑前膜　(2)202
黄斑低形成　(1)185, (2)66,

（5）62, 64, 92
黄斑低形成のグレード分類
　（2）66
黄斑の形成不全　（5）92
黄斑剥離　（2）244
黄斑部萎縮　（2）240
黄斑部色素沈着　（5）238, 240
黄斑浮腫　（2）96, 128,（5）217,
　236, 262
──による視力低下　（5）312
黄斑部の車軸状変化　（2）144
黄斑部の星状斑　（5）400
黄斑部の網脈絡膜炎　（5）5, 7
黄斑部毛細血管拡張症　（2）214
黄斑部網膜内層厚　（2）373
黄斑変性　（5）38, 56, 236
横紋筋肉腫　（3）260,（4）196
大型弱視鏡　（3）326
オーダーメイド義眼　（3）294
太田母斑　（1）95,（5）310
──に伴う緑内障　（1）356
大野サイン　（5）238
オーロラ状硝子体混濁　（2）296
オカルト黄斑ジストロフィ
　（2）162
悪寒　（5）372
小口病　（2）144, 164
悪心　（5）346, 368
音過敏　（5）176
オルニチンアミノトランスフェ
　ラーゼ　（2）304
オルニチンアミノトランスフェ
　ラーゼ遺伝子　（2）136
オルニチンアミノトランスフェ
　ラーゼ欠損　（5）52
オルブライト症候群　（3）242

### か

ガーゴイル様顔貌　（5）40, 41,
　42
ガードナー症候群　（3）164
カーンズ・セイヤー症候群
　（5）140
外因性眼内炎（外傷性）　（2）340
外因性眼内炎（術後）　（2）338
外因性真菌性眼内炎　（2）284,
　（5）380
外陰部潰瘍　（2）268,（5）236
外顆粒層　（2）6

外眼筋炎　（3）270
外眼筋障害　（5）222
外眼筋線維症　（3）338, 352,
　（5）74
外眼筋の位置関係　（3）304
外眼筋の炎症性肥大　（3）376
外眼筋麻痺　（3）362,（5）155
外眼部マダニ刺症　（3）118
外境界膜　（2）6
開瞼困難　（5）130, 132
開瞼失行症　（3）68
開口障害　（5）414
カイザー・フライシャー角膜輪
　（5）60
カイザー・フライシャー輪
　（1）254, 391
外耳形態異常　（5）26
外斜位　（3）308
外斜視　（5）152
外傷後に生じた瞳孔閉鎖
　（1）299
外傷性黄斑円孔　（2）420
外傷性巨大黄斑円孔　（2）420
外傷性虹彩炎　（1）329
外傷性虹彩囊腫　（1）301
外傷性虹彩離断　（1）332
外傷性散瞳　（1）328
外傷性視神経萎縮　（3）282
外傷性視神経症　（2）370,
　（3）282
外傷性白内障　（1）261, 329,
　405, 406
外傷性表皮囊胞　（3）164
外傷性網膜混濁　（2）416
外傷による虹彩欠損　（1）335
外旋　（3）304
回旋運動　（3）304
回旋斜位　（3）308
回旋斜視　（3）326
咳嗽　（5）346
外側血液網膜関門障害　（2）172
外直筋プーリー　（3）386
外転　（3）304
外転障害　（3）334,（5）70
外転神経　（3）372
外転神経核　（3）350
外転神経麻痺　（3）368,（5）108,
　112, 148
外転制限　（5）266
外胚葉異形成　（1）244

外麦粒腫　（3）82
外反症　（3）46
外方回旋斜位　（3）326
海綿状血管腫　（1）82,（2）394,
　（3）256,（4）190
海綿静脈洞血栓　（3）244
海綿静脈洞症候群　（3）56, 370,
　（5）110
海綿静脈洞内内頸動脈瘤
　（5）110
海綿静脈洞部硬膜動静脈瘻
　（3）246
外網状層　（2）4
潰瘍性大腸炎　（5）250
解離性眼振　（3）366,（5）152
火炎状出血　（2）108, 368,
　（5）188
火炎状の網膜出血　（2）74
顔のほてり　（5）308
化学外傷　（1）256
化学熱傷　（1）105,（3）28
化学発光酵素免疫法　（2）294
下眼瞼挙上に伴う瞼裂狭小
　（5）78
下眼瞼牽引筋腱膜　（3）2
下眼瞼内反症　（3）19
下眼瞼向き眼振　（5）88
花冠状吻合　（2）80,（5）216
角化棘細胞腫　（3）154,（4）40
核間麻痺　（3）356,（5）150
角結膜上皮内新生物　（4）84
核酸検出法　（1）24
角質囊腫　（3）162
核上性眼球運動障害　（5）103,
　106, 120, 157
獲得型アレルギー反応　（1）42
核白内障　（1）372, 380
顎部の低形成　（5）26
核片・皮質残存　（1）428
拡張性脈絡膜欠損　（2）266
角膜　（4）6
角膜移植後内皮機能不全
　（1）276
角膜移植片拒絶反応　（1）288
角膜異物　（1）258
角膜炎　（1）240,（5）198, 300,
　398
角膜潰瘍　（1）106, 180,（5）372
角膜強膜炎　（5）392
角膜クロスリンキング　（1）216

角膜形状解析検査　(1)216
角膜後面沈着物　(1)158, 162,
　324, 325, (2)338, (5)230,
　240, 392
角膜後面プラーク　(1)107
角膜混濁　(1)128, 259, (5)22,
　36, 40, 41, 42, 44, 47, 344
角膜細胞浸潤　(1)139
角膜糸状物　(1)172
角膜ジストロフィの国際分類
　(1)192
角膜実質　(1)110
角膜実質炎　(5)402
角膜実質炎後の角膜白斑
　(1)116
角膜実質浮腫　(1)214
角膜脂肪変性　(1)191
角膜周辺部潰瘍　(5)226
角膜周辺部浸潤　(5)226
角膜周辺部穿孔　(5)226
角膜周辺部の菲薄化　(1)176,
　222
角膜上皮型ケラチン　(1)186
角膜上皮下の混濁　(1)165
角膜上皮下の瘢痕形成　(1)209
角膜上皮幹細胞疲弊症　(1)118,
　120, 278, (5)300
角膜上皮幹細胞疲労症　(3)122
角膜上皮欠損　(1)104, (5)294
角膜上皮細胞　(4)6
角膜上皮障害　(5)368
角膜上皮浮腫　(1)110, 209
角膜真菌症　(1)144
角膜浸潤　(1)108, 228
角膜水疱形成　(5)306
角膜石灰化　(1)52
角膜染血症　(1)252
角膜穿孔　(1)52, 112, 259,
　263, 280, (5)372
──に対するALK　(1)281
角膜前部眼輪筋　(3)8
角膜中央厚　(1)208
角膜鉄粉異物除去後の角膜穿孔例
　(1)114
角膜トポグラフィ　(1)218
角膜トモグラフィ　(1)218
角膜内金属沈着　(1)250
角膜内皮移植術後　(1)282
角膜内皮細胞　(4)6
角膜内皮細胞異常　(1)302

角膜内皮細胞密度　(1)432
角膜内皮障害　(1)432
角膜内リング　(1)272
──が露出　(1)273
──に脂肪沈着　(1)273
角膜熱傷　(3)122
角膜熱傷後角膜の結膜侵入
　(1)121
角膜の渦巻き状混濁　(2)112
角膜の石灰化　(5)184
角膜の透明性　(1)110
角膜白斑　(1)115, 116
角膜菲薄化　(1)113, 176
角膜びらん　(1)5, 231, (5)68,
　306
角膜浮腫　(1)110, 156, 210,
　257, (5)260
──を伴う輪状膿瘍　(1)138
角膜不正乱視　(1)54
角膜プラーク　(1)43, 47
角膜フリクテン　(1)231
角膜への結膜侵入　(1)49
角膜へのヘモジデリン沈着
　(1)251
角膜ヘルペス　(1)150, 191,
　(5)292
角膜変性　(5)31
角膜薬剤性障害　(1)105
角膜融解　(1)226, 257
角膜融解傾向　(1)146
角膜らい腫　(5)402
角膜乱視　(1)224
角膜輪　(5)32
──部の色素脱　(5)238
角膜輪部移植術　(1)278
角膜輪部デルモイド　(1)280
──に対するALK　(1)281
角膜輪部疲弊症となった無虹彩症
　(1)295
角膜類皮腫　(5)26
学力低下　(5)90
過蛍光リング　(5)246
下肢のしびれ　(5)348
下斜位　(3)308
下斜視　(3)304
荷重型高血圧腎症　(2)90
火傷　(3)122
渦状角膜混濁　(1)232, (5)30
過剰涙小管　(3)190
過剰な甲状腺ホルモン産生

　(5)274
下垂体機能低下　(5)83
下垂体のACTH産生腺腫による
　クッシング病　(5)280
加水分解酵素　(2)112
家族性LCAT欠損症　(1)215,
　(5)42
家族性アミロイドーシス
　(1)234
──における瞳孔異常　(1)323
家族性アミロイドポリニューロパ
　チー　(2)328
家族性高コレステロール血症
　(3)158, (5)32
家族性自律神経失調症　(1)180
家族性滲出性硝子体網膜症
　(2)146, (5)254
家族性ドルーゼン　(2)160
家族性ポリニューロパチー
　(1)234
肩こり　(5)364
カタル期　(1)160
カタル性潰瘍　(1)176
カタル性角膜潰瘍の充血　(1)3
カタル性角膜浸潤　(1)109, 230
カタル性結膜炎　(1)18, 20
下直筋　(3)304
滑車神経　(3)372
滑車神経核　(3)350
滑車神経麻痺　(3)368
褐色細胞腫　(5)282
──による高血圧　(5)312
カテーテル留置　(2)284,
　(5)380
カテコールアミン産生クロム親和
　性細胞　(5)282
下転　(3)304
下転制限　(5)264
可動性義眼台　(3)294
ガドリニウムアレルギー
　(3)226
カニの爪様パターン　(1)220
過粘稠度症候群による網膜病変
　(2)110
化膿性炎症　(4)128
化膿性炎症性皮膚疾患　(3)108
化膿性肉芽腫　(1)80
カフェオレ斑　(2)50, 256, 395,
　(3)160, 242, 262, (5)322
花粉性結膜炎　(1)38

芽胞形成桿菌　(1)143
下方後部ぶどう腫　(2)224, 348
下方涙液メニスカスの遮断
　　(1)58
カポジ水痘様発疹　(1)30
カポジ水痘様発疹症　(3)106,
　　(5)292
カポジ肉腫　(5)404
鎌状網膜剝離　(2)47
鎌状網膜ひだ　(2)146, (5)254
仮面症候群　(2)296, (5)408
仮面様顔貌　(5)72
可溶性インターロイキン2受容体
　　(2)272
ガラクトース血症　(5)49
ガラス片による穿孔性角膜外傷
　　(1)261
カラレット　(3)114
ガリウムシンチグラフィ
　　(3)250
カリフラワー状　(3)150
カリフラワー状乳頭腫　(1)61
顆粒状黄白色病変　(2)290
顆粒状角膜ジストロフィ
　　(4)106
顆粒状角膜ジストロフィI型
　　(1)192
顆粒状角膜ジストロフィII型
　　(1)192
顆粒状硝子体混濁　(5)378
顆粒状後囊下白内障　(1)383
顆粒状の色素沈着　(2)303
顆粒状の混濁　(1)195
カルグラニュリンC　(1)224
加齢黄斑症　(2)182, (4)152
加齢眼瞼外反　(3)32
加齢眼瞼内反　(3)18
加齢性眼瞼下垂　(3)52
加齢性上眼瞼内反　(3)26, 27
川崎病　(1)45, (5)12
眼圧上昇　(1)252, 442,
　　(5)230, 280, 318
眼圧低下　(5)355
眼アミロイドアンギオパチー
　　(5)284
眼位異常　(5)410
眼位のずれ　(3)308, (5)154
眼運動神経麻痺　(5)264, 266
陥凹部　(2)400
感音性難聴　(5)4, 24, 238, 256

眼窩MALTリンパ腫　(3)253,
　　(4)186
眼窩悪性リンパ腫　(3)253
眼窩アスペルギルス症　(3)267
眼窩炎性偽腫瘍　(3)384,
　　(5)244
眼窩隔壁前蜂巣炎　(3)200
眼窩隔膜　(3)2
眼窩下神経溝　(3)224
眼窩下壁開放型骨折　(3)276
眼窩下壁骨折　(3)278
眼窩気腫　(3)284
眼窩筋炎　(3)268
眼窩金属異物　(3)290
眼角眼瞼炎　(3)92
感覚障害　(5)126
感覚性内斜視　(3)318
眼窩減圧術　(3)238
眼窩骨折　(3)124
眼窩脂肪ヘルニア　(1)14, 16
眼窩出血　(3)284
眼窩上切痕　(3)224
眼窩真菌炎　(3)266
眼窩先端症候　(5)222
眼窩先端部症候群　(3)284,
　　350, 372
眼窩内圧上昇　(3)260
眼窩内下壁開放型骨折　(3)280
眼窩内義眼台　(3)228
眼窩内壁骨折　(3)274
眼窩びまん性大細胞型リンパ腫
　　(3)253, (4)188
眼窩プーリー　(3)386
眼窩部打撲傷　(3)125
眼窩部打撲創　(3)125
眼窩部涙腺　(3)224
眼窩壁骨折　(3)226, 274
眼窩蜂巣炎　(3)200
眼窩ムコール症　(3)267
眼窩木片異物　(3)288
眼窩領域のMALTリンパ腫
　　(5)410
眼間拡大　(5)36
汗管腫　(3)166
眼乾燥　(5)198
癌関連網膜症　(2)114, (5)246
肝機能障害　(5)358
眼球萎縮　(4)138
眼球運動失調症　(5)88
眼球運動失行　(5)101

眼球運動障害　(5)74, 122, 137,
　　142, 224, 248, 274, 356,
　　410, 412, 414
眼球運動神経麻痺　(3)368
眼球運動制限　(5)222
眼球運動痛　(5)126, 128
眼球ガラス片異物　(2)422
眼球陥凹　(3)274, 276, 280
眼球虚脱　(1)258
眼球結膜充血　(1)2
眼球結膜の充血　(5)12
眼球結膜の毛細血管拡張
　　(5)101
眼球結膜浮腫　(1)9
眼球後退　(3)334, (5)70
眼球振盪　(5)2, 24
眼球穿孔　(3)290
眼球鉄症　(2)422
眼球銅症　(2)422
眼球突出　(2)376, (3)236,
　　258, 376, (5)68, 82, 220,
　　222, 224, 274, 322, 412,
　　414, 416
眼球内容の脱出　(3)286
眼球の共同運動　(3)304
眼球の水平・垂直運動　(3)305
眼球破裂　(2)340, (3)124,
　　286, (5)56
眼球偏位　(5)412
眼球癆　(4)138, (5)236
眼球癆眼に認められた角膜実質浮
　　腫　(1)209
眼虚血　(2)80
眼虚血症候群　(2)94, (5)168,
　　172
眼筋型重症筋無力症　(5)135
眼筋麻痺　(5)290
眼型酒皶　(5)308
間欠性外斜視　(3)320
間欠性の流涙　(3)178
間欠性跛行　(5)234, 329
眼瞼　(4)2
眼瞼異物　(3)134
眼瞼炎　(5)296
眼瞼縁　(3)114
眼瞼黄色腫　(5)32
眼瞼黄色板症　(4)44
眼瞼下垂　(1)173, (3)128,
　　368, (5)56, 74, 76, 135, 137,
　　142, 144, 264, 410

眼瞼下垂手術後角膜への異型上皮
　侵入　(1)121
眼瞼挙筋の断裂　(3)128
眼瞼痙攣　(1)173
眼瞼血管腫　(5)318
眼瞼欠損　(3)130
眼瞼結膜充血　(1)2
眼瞼結膜腫脹　(1)9
眼瞼結膜の蒼白　(5)188
眼瞼結膜扁平上皮癌　(3)173
眼瞼後退　(3)80, 236, (5)274
眼瞼ゴム腫　(5)395
眼瞼耳側・鼻側牽引テスト
　(3)32
眼瞼周囲の皮疹　(5)292
眼瞼腫大　(5)242
眼瞼腫脹　(3)260, 376, (5)8,
　244, 274, 290, 410
眼瞼植被術後の眼瞼外反症
　(3)36
眼瞼清拭　(3)88
眼瞼創傷　(3)126
眼瞼の構造　(3)2
眼瞼の発赤　(5)290
眼瞼瘢痕　(3)132
眼瞼皮膚萎縮　(3)46
眼瞼皮膚弛緩症　(3)66
眼瞼皮膚の硬化　(5)210
眼瞼浮腫　(3)94, 246
眼瞼ヘルペス　(1)30, (3)110,
　(5)292
眼瞼扁平上皮癌　(4)52
眼瞼ミオキミア　(5)134
眼瞼リンパ浮腫　(3)96
眼瞼裂斜上　(5)19
幹細胞　(1)118
眼サルコイドーシス　(2)272
眼軸延長　(2)242
環軸椎(亜)脱臼　(5)19
眼軸長　(3)230
鉗子使用時角膜外傷　(1)262
眼耳脊椎異形成症候群　(5)26
カンジダ　(1)144
間質性腎炎ぶどう膜炎症候群
　(5)182
間質性肺炎　(5)198, 352
鉗子分娩　(5)14
鉗子分娩による角膜外傷後の水疱
　性角膜症　(1)209
肝腫大　(5)36, 45, 47

肝障害　(5)368
環状紅斑　(5)198
冠状断脂肪抑制　(2)362
環状浮腫性紅斑　(5)299
眼白子症　(2)60
眼振　(3)366, (5)19, 70, 92
癌真珠　(1)62, (3)173
眼振阻止症候群　(3)311
乾性角膜炎　(5)210
乾性結膜炎　(5)210
乾性脂漏　(1)85
眼精疲労　(5)364
関節異常　(5)256
関節炎　(5)198, 202, 222, 236
関節可動域制限　(5)41, 42, 44,
　58
関節拘縮の進行　(5)45
関節症状　(5)212
関節痛　(5)198, 205, 398
関節のこわばり　(5)226
関節の腫脹　(5)226
関節の脆弱性　(5)56
関節の疼痛　(5)226
関節の変形　(5)226
関節リウマチ　(1)226, (2)258,
　282, (5)226
――での角膜穿孔　(1)113
汗腺　(3)82
眼前暗黒発作　(5)214
完全型強膜化角膜　(1)124
完全後部硝子体剝離　(2)38
感染性海綿静脈洞血栓症
　(3)244
感染性角膜浸潤　(1)108
感染性クリスタリン角膜症
　(1)144
感染性心内膜炎　(5)390
感染性病因による虹彩結節
　(1)318
杆体ジストロフィ　(2)130
杆体錐体ジストロフィ　(2)126
ガン徴候　(5)168
眼痛　(5)126, 132, 346, 355,
　364
眼底低色素　(5)64
眼底の色素異常　(1)342
眼底白点症　(2)138
眼底白斑症候群　(2)124
眼トキソカラ　(5)388
眼トキソカラ症　(2)288

眼トキソプラズマ症　(2)286
眼内悪性リンパ腫　(2)296,
　(5)404, 408
眼内異物　(2)340
眼内炎　(4)128
眼内炎型眼トキソカラ症
　(2)288
眼内炎型トキソカラ症　(5)388
眼内炎の起炎菌　(2)338
眼内出血　(2)334
眼内上皮増殖　(1)300, 426
眼内リンパ腫　(4)160
眼内レンズ傾斜　(1)444
眼内レンズ光学部の混濁
　(1)458, 460
眼内レンズ挿入眼　(1)312
――での膨隆虹彩　(1)312
眼内レンズ挿入後に生じたフィブ
　リン析出　(1)366
眼内レンズ亜脱臼　(1)442
眼内レンズ脱臼　(1)446
眼内レンズ瞳孔捕獲　(1)448
眼内レンズへのピット　(1)454
眼内レンズへの付着物　(1)462
眼内レンズ偏位　(1)442
眼内レンズループ脱出　(1)450
眼軟膏の前房内迷入　(1)369
眼杯裂閉鎖不全　(2)350, 354
眼白皮症　(1)342, 344, (2)60,
　(5)64
肝脾腫　(5)6, 41, 42, 44, 47,
　376, 395, 400
眼ヒストプラズマ症　(5)376
眼皮膚白皮(症)　(5)62, 92
眼皮膚白皮症　(1)344
眼表面上皮障害スコア　(5)200
眼表面線維化　(1)52
眼表面扁平上皮腫瘍　(3)172
眼表面扁平上皮新生物　(1)285
眼部帯状ヘルペス　(3)112
眼部帯状疱疹　(1)157
漢方薬　(1)248
感冒様症状　(5)238, 240, 400
顔面紅潮　(5)78, 360
顔面紅斑　(5)202
顔面神経　(5)134
――麻痺　(5)148, 152
――麻痺による閉瞼障害　(5)72
顔面神経麻痺　(1)267, (3)40
顔面正中の低形成　(5)256

顔面の血管線維腫　(5)314
顔面の非対称　(5)26, 82
顔面の母斑症　(5)310
顔面ポートワイン斑　(3)156
顔面無汗症　(5)144
間葉細胞系母斑　(3)146
眼輪筋　(3)2
眼輪筋の収縮　(5)134
眼類天疱瘡　(1)11, 50, 118,
　279, (3)14, (4)88
眼類天疱瘡　(5)300
寒冷曝露時のレイノー現象
　(5)234

キーンズ・セイアー症候群
　(3)62
偽MLF症候群　(5)135
記憶障害　(5)116
偽滑車神経麻痺　(5)135
機械性眼瞼外反　(3)37
機械性眼瞼下垂　(3)64
機械性眼瞼内反　(3)22
偽角質嚢腫　(4)36
義眼　(3)294
気管けいれん　(5)355
偽眼瞼下垂　(3)66, 324
気管支炎　(5)346
気管支喘息　(5)224, 296
――発作　(5)362
義眼台　(3)294
義眼台脱出　(3)300
義眼台摘出術　(3)300
義眼台露出　(3)300
義眼脱出　(3)298
気管分泌亢進　(5)355
キサントフィル　(2)2
偽樹枝状角膜　(1)156
季節性アレルギー性結膜炎
　(1)38
――の結膜濾胞　(1)7
――の微小乳頭　(1)7
偽腺管構造　(1)59
偽前房蓄膿　(1)68, 326
偽蓄膿期　(2)156
基底細胞癌　(4)48
基底細胞(上皮)腫　(3)168
気道乾燥　(5)198
気道狭窄　(5)45

気道閉塞　(5)355
企図振戦　(5)358
稀突起膠細胞　(4)14
偽乳頭浮腫　(2)356
機能的視覚障害　(5)160
キノコ中毒　(1)341
木下分類　(1)256
キノホルム中毒　(5)348
キノロン耐性コリネバクテリウム
　(1)23
偽膜形成　(1)12, (5)294
偽膜性結膜炎　(1)12, 84
偽膜の瘢痕形成　(1)13
木村病　(3)272, (4)180,
　(5)242
逆位　(2)348
逆性マーカスガン症候群　(3)70
虐待性頭部外傷　(5)16
逆瞳孔ブロック　(1)448
逆内眼角贅皮　(3)8, 48
逆ニボー像　(1)365
嗅覚過敏　(5)176
牛眼　(1)132
急激な眼圧上昇　(1)306
球結膜充血　(1)45
球後視神経炎　(2)362, (5)404
球状角膜　(1)218, 220
球状水晶体　(1)390
丘疹　(3)158, (5)308
求心性視野狭窄　(2)136, 303,
　(5)246, 358
丘疹性梅毒疹　(5)395
急性帯状潜在性網膜外層症
　(2)114, 118
急性角膜水腫　(1)216
急性クモ膜下出血　(2)334
急性虹彩毛様体炎　(5)402
急性後部多発性斑状色素上皮症
　(2)124, 174
急性硬膜下血腫　(5)112
急性骨髄性白血病　(5)194
急性原発閉塞隅角症　(1)306
急性原発閉塞隅角緑内障
　(1)306
急性糸球体腎炎　(5)178
急性出血性結膜炎　(1)28
急性視力低下　(5)205
急性術後眼内炎　(1)420
急速進行性腎炎　(5)220
急性水腫　(1)220

気道閉塞　(5)355
急性脊髄炎　(5)126
急性前部ぶどう膜炎　(5)182,
　230, 232
急性前部ぶどう膜炎の虹彩後癒着
　(1)311
急性前部ぶどう膜炎の前房蓄膿
　(1)327
急性内斜視　(3)346
急性閉塞隅角症　(5)346
急性網膜壊死　(2)290, (5)406
急性網膜色素上皮炎　(2)122
急性涙嚢炎　(3)200
急性濾胞性結膜炎　(1)26, 30,
　33
強角膜炎　(1)156
狭義の腎性網膜症　(2)88
狭隅角　(1)354
凝集型粘弾性物質　(1)336
胸水　(5)286
強直性脊椎炎　(5)230
共同性輻湊性内斜視　(3)346
共同偏視　(3)354, (5)106, 148
強度近視　(2)32, 246, (5)50,
　58, 256
強度近視眼　(2)248
強度近視眼の核白内障　(1)374
強度近視性内斜視　(3)382
橋被蓋梗塞　(5)152
強皮症　(5)210
胸部単純X線　(2)276
胸部単純X線を撮影　(5)392
頬部痛　(5)412
頬部の低形成　(5)26
強膜壊死　(1)229, (5)220
胸膜炎　(5)202
強膜炎　(1)92, 228, (2)104,
　(5)202, 220, 222, 226, 395
――周辺部角膜潰瘍　(5)220
――の充血　(1)3
強膜開窓術　(2)308
強膜化角膜　(1)118, 124, 126
強膜岬　(1)348
強膜固定タイプ　(1)448
強膜内陥術　(3)292
強膜内固定　(1)448
強膜軟化症　(1)98
強膜のカルシウム沈着　(5)277
強膜バックリング　(2)230
強膜メラノーシス　(1)95,
　(5)310

52

強膜融解　(1)229
強膜露出　(3)80
鏡面形成(ニーボー)　(3)258
魚眼病　(1)242
虚偽性障害　(5)158
挙筋機能検査　(3)66
極小の縮瞳　(5)355
棘状病変　(1)139
偽翼状片　(1)56
局所性アミロイドーシス　(1)234
虚血　(5)174
　――性脳症　(5)16
　――性網膜症　(5)214
虚血性視神経症　(2)368
巨細胞性動脈炎　(2)106, (5)205
鋸状縁断裂　(2)18, (5)50
拒絶反応線　(1)288
拒絶反応線様のKPs　(1)158
巨大角膜　(1)123
巨大乳頭結膜炎　(1)40
巨大裂孔　(2)228
魚鱗癬　(3)46
魚鱗癬様の全身性角皮症　(1)240
ギラン・バレー症候群　(5)146, 155
起立性低血圧　(5)284
近位型筋強直性ミオパチー　(5)137
近位指節間節の過伸展　(5)57
筋炎　(5)198
　――関連自己抗体　(5)229
　――特異自己抗体　(5)229
筋強直性ジストロフィ　(5)137
筋緊張低下　(5)4, 19, 56
近見困難　(5)346
近見障害　(5)360
近視　(5)54
　――化　(5)362
近視眼の緑内障　(2)406
近視性萎縮性眼底　(2)242
近視性黄斑症　(2)240
近視性黄斑分離症　(2)144
近視性牽引黄斑症　(2)14, 244
近視性視神経萎縮　(2)248
近視性単純出血　(2)242
近視性脈絡膜新生血管　(2)240, 242, 244

筋生検　(3)386
筋肉症状　(5)212
筋肉痛　(5)224, 398
筋痛　(5)366
金属片による穿孔性角膜外傷　(1)261
筋特異的受容体型チロシンキナーゼ　(3)60
金の沈着　(1)251
銀の沈着　(1)251
金屏様反射　(2)144, 164
金屏風様　(2)164
筋麻痺　(3)374
筋力低下　(5)122

クインケ浮腫　(3)94
隅角開大度　(1)348, 354
　――の分類　(1)348
隅角形成異常　(1)358
隅角血管　(1)356
隅角結節　(1)310, (5)217
隅角後退　(3)354
隅角の色素脱　(5)238
隅角色素沈着　(1)356
隅角色素沈着分類　(1)350
隅角支持レンズ　(1)436
隅角所見　(1)348
隅角新生血管　(1)356
隅角蓄膿　(1)326
隅角の色素沈着　(5)310
隅角の発育, 発達異常　(1)360
隅角閉塞　(1)312
隅角離開　(1)354
クチクラドルーゼン　(2)22
クッシング症候群　(5)280
屈折異常　(5)19
屈折矯正手術後　(1)270
　――の感染　(1)286
屈折性調節性内斜視　(3)312
くも膜下出血　(5)108, 114
くも指　(5)54
クラウゼ腺　(3)4, (4)16
クラッチ眼鏡　(3)72
グラディエント法　(3)314
クラミジア　(1)24
クラミジア結膜炎　(1)33, (4)62, (5)7
クラミジア肺炎　(5)7

グラム陰性桿菌　(1)20, 138
グラム陰性双球菌　(1)24, (5)8
グラム染色　(1)134
グラム陽性球菌　(4)26
グリアの増殖　(2)391
クリスタリン網膜症　(2)126, 140
クリムスキープリズム試験　(3)310
クルーゾン症候群　(3)239, (5)68
くる病　(5)31
クレアチニンクリアランスの低下　(5)182
グレア・ハロー・コントラスト感度低下　(1)433
グレーフェ徴候　(2)376, (3)80
グレンブラッド・ストランドベルグ症候群　(2)200, (5)329
クロイツフェルト・ヤコブ病感染　(3)300
クロウ・深瀬症候群　(5)286
クローケ管　(2)4, 36, 330
クローン病　(5)250
クロルプロマジン　(5)344
クロルプロマジンによる網膜症　(2)260
クロロキン角膜上皮症　(1)248, (5)338
クロロキン網膜症　(2)100, 258, (5)202, 204, 340

蛍光色素消失試験　(3)184
傾斜乳頭症候群　(2)224, 348
痙性不全麻痺　(5)34
痙性麻痺　(5)28
形態覚遮断弱視　(5)76
経胎盤感染　(5)5
経中心静脈高カロリー輸液　(2)336
頸動脈海綿静脈洞瘻　(1)88, (3)246, 350
頸部硬直　(5)240
経毛様体レンテクトミー　(1)388
けいれん　(5)4, 19, 38, 47, 124
血圧上昇　(5)346

血液異常　(5)202
血液培養陽性　(5)380
血液房水関門破綻　(1)326
結核　(5)336, 386
──アレルギー　(5)386
──性ぶどう膜炎　(5)392
結核性ぶどう膜炎　(2)276
結核に伴う虹彩結節　(1)319
血管炎　(5)198, 224
血管拡張，発赤を伴う眼瞼結膜炎
　(5)308
血管系母斑　(3)146
血管腫　(3)226
血管新生緑内障　(5)312
血管性浮腫　(3)94
血管内治療　(3)246
血管攣縮　(2)70
血管新生　(4)152
血管新生角膜炎　(1)240, 241
血管新生緑内障　(1)304, 354,
　356, (2)76, (4)218
血管侵入による脂肪沈着
　(1)222
血管線維腫　(2)52
血管内乳頭状内皮過形成　(1)82
血管内皮増殖因子　(4)142, 218
血管の脆弱性　(5)56
血管白鞘化　(2)150
血管鼻側偏位　(2)402, 404
血管閉塞型　(2)214
血管閉塞性網膜症　(5)202
血管壁の肥厚　(2)92
血管芽細胞腫　(2)54
血管瘤型　(2)214
血管攣縮　(5)166
──性変化　(5)162
──性網膜症　(5)162
血球減少　(5)368
血行性転移　(5)416
結晶状沈着物　(1)203
血小板減少　(5)194
血清β-D グルカン値上昇
　(5)380
血清IgE値　(1)42
血清IgE値上昇　(5)242
血清中の抗 *B. henselae* 抗体価
　(5)400
血清中の抗ボレリア抗体
　(5)398
血清トキソプラズマ IgG 抗体価の

上昇　(5)384
血清トキソプラズマ IgM 抗体価
　の上昇　(5)384
血性鼻漏　(5)414
血性流涙　(3)216
結節硬化症　(2)52, 254
結節性強膜炎　(1)92, (5)226
結節性硬化症　(5)314
結節性紅斑　(5)212, 250
──様皮疹　(5)236
結節性多発動脈炎　(2)104,
　(5)212
結節性動脈周囲炎　(2)104
結節性網膜血管周囲炎　(2)272
結節様過誤腫　(2)52
血栓症　(2)70, (5)50, 208
血栓性静脈炎　(5)236
血中極長鎖脂肪酸蓄積　(5)36
血中コルチゾール　(5)280
血中ステロイド濃度　(5)280
血柱反射の亢進　(2)86
ケッペ結節　(1)324
結膜　(4)4
結膜 MALT リンパ腫　(4)86,
　(5)410
結膜悪性黒色腫　(1)67, (4)80
結膜悪性リンパ腫　(1)17
結膜アミロイドーシス　(1)78
結膜暗赤色隆起性病変　(5)404
結膜異形成　(1)62
結膜炎　(5)198, 220, 232, 299,
　300, 398
──を伴った視力低下　(5)372
結膜下出血　(1)4, 26
結膜関連リンパ組織　(1)6
結膜血管腫　(1)82, (5)318
結膜結石　(1)59, (4)70
結膜原発性後天性メラノーシス
　(4)78
結膜弛緩症　(1)58
──を伴う結膜下出血　(1)5
結膜充血　(1)2, (5)8, 78
結膜腫脹　(1)8
結膜上皮欠損　(5)294
結膜上皮内癌　(4)82
結膜上皮内新生物　(1)62
結膜侵入　(1)120
結膜組織の角化　(1)49
結膜乳頭　(1)38
結膜乳頭腫　(4)74

結膜乳頭増殖　(5)296
結膜囊短縮　(5)300
結膜囊胞　(1)14, (4)72
結膜膿瘍　(1)14
結膜のカルシウム沈着　(5)277
結膜の色素沈着　(5)310
結膜の石灰化　(5)184
結膜の点状出血　(5)194
結膜びらん　(1)10
結膜封入囊胞　(1)9
結膜浮腫　(1)8, (5)296
結膜フリクテン　(1)44
結膜母斑　(4)76
結膜裂傷　(1)10
結膜濾胞　(1)38, (5)346
ケラトアカントーマ　(3)154,
　(4)40
下痢　(5)279, 362
牽引靭帯　(3)20
牽引性網膜剝離　(2)18, 336,
　(5)10, 262, 304, 388
牽引乳頭　(2)47, (5)10
原因不明の輪部機能不全 LSCD
　(1)279
瞼縁角膜反射間距離　(3)6
腱黄色腫　(5)32
限界フリッカ値　(2)360,
　(3)282
幻覚　(5)362
瞼球癒着　(1)49, 257, (3)14,
　(5)300
限局性アミロイドーシス　(1)78
限局性色素　(2)233
限局皮膚硬化型全身性強皮症
　(5)210
言語障害　(5)28
瞼結膜　(3)2
倦怠感　(5)194, 277
原発開放隅角緑内障　(2)402
原発小児緑内障　(1)358
原発性後天メラノーシス　(1)64
原発性抗リン脂質抗体症候群
　(2)102, (5)208
原発性胆汁性胆管炎　(5)198
原発性微小斜視　(3)332
原発性稗粒腫　(3)162
原発性リンパ浮腫　(3)96
原発性涙囊腫瘍　(3)216
原発先天緑内障　(1)132
原発閉塞隅角緑内障　(2)404

瞼板　(3)2, (4)2
瞼板筋(ミュラー筋)　(3)2
腱反射消失　(5)146, 155
瞼板内角質嚢胞　(4)28
顕微鏡的多発血管炎　(2)104
瞼裂狭小　(3)48, 334, (5)70
瞼裂斑　(1)44, 57, (4)66, 68
──を伴う結膜下出血　(1)5

## こ

コアグラーゼ陰性ブドウ球菌
　(1)134, 419
コイロサイトーシス　(4)38
コインリージョン　(1)158
抗GQ1b抗体症候群　(5)146
抗MOG抗体視神経炎　(5)128
抗MOG抗体陽性視神経炎
　(2)362
抗VEGF薬　(2)190, 314
抗VEGF薬の硝子体内注射
　(2)64, 72
抗VEGF血症　(5)286
抗VEGF療法　(2)204
抗アクアポリン4抗体　(5)126
抗アセチルコリンレセプター抗体
　(3)354, 356, 374
抗うつ薬　(5)132
高オルニチン血症　(2)304,
　(5)52
構音障害　(5)101, 106, 358
口蓋骨　(3)224
口蓋裂　(5)256
抗核抗体陽性　(5)202
紅角皮症　(1)240
口渇　(5)262, 277
高カルシウムクリーゼ　(5)277
高カルシウム血症　(1)188,
　(5)277
高眼圧で認められた角膜上皮浮腫
　(1)209
交感性眼炎　(2)274, (4)122,
　(5)240
高ガンマグロブリン血症
　(1)236
高ガンマグロブリン血症による下
　肢の網状皮斑　(5)198
後期加齢黄斑変性　(2)186
高輝度反射帯の断裂性　(2)116
高輝度反射物の蓄積　(2)116

抗凝固療法　(2)102
後極白内障　(1)384, 389
後極部腫瘤型眼トキソカラ症
　(2)288
後極部腫瘤型トキソカラ症
　(5)388
抗筋特異的受容体型チロシンキ
　ナーゼ　(3)374
広隅角　(1)354
口腔乾燥　(5)198
口腔内アフタ性潰瘍　(5)250
口腔内点状出血　(5)194
口腔粘膜の再発性アフタ性潰瘍
　(5)236
後頸部痛　(5)88
口径不同　(2)86, 92, (5)162
高血圧　(5)166, 168, 172, 184,
　212, 282, 334
──腎症　(5)166
──性眼底(網膜症)　(5)280
──性網膜症　(5)212, 282
高血圧脈絡膜症　(2)300
高血圧網膜症　(2)86, 88, 92
抗血小板凝集薬　(2)80
膠原病　(2)103, (5)248
抗好中球細胞質抗体(ANCA)陽性
　(5)220
抗好中球細胞質抗体関連血管炎
　(5)222
抗好中球細胞質抗体陽性率
　(2)104
口腔粘膜のアフタ性潰瘍
　(2)268
高コレステロール血症　(5)32
虹彩　(4)8
虹彩悪性黒色腫　(1)315
虹彩萎縮　(1)131, 320, 324,
　325, 329, (5)24
虹彩異色　(1)324, (5)62, 78
虹彩異色性毛様体炎　(1)321
虹彩裏面と平行に生じたIOL脱臼
　(1)447
虹彩炎　(5)217, 238, 240, 250
虹彩角膜内皮症候群　(1)302,
　320
虹彩括約筋の萎縮　(1)320
虹彩嵌頓　(1)427
虹彩形成異常　(1)185
虹彩結節　(1)318, (2)50, 272,
　(5)217, 238, 240, 322, 392

虹彩後癒着　(1)310, 405,
　(5)80, 230, 236, 238, 240,
　380, 382
虹彩黒色細胞腫　(1)315
虹彩索状物　(1)128
虹彩色素異常　(1)342
虹彩色素上皮　(4)8
虹彩色素脱　(5)66
虹彩色素沈着　(1)406
虹彩支持レンズ　(1)438
虹彩実質低形成　(1)123
虹彩腫瘍　(1)314
虹彩小結節　(3)262
虹彩新生血管　(2)94
虹彩切除部からのループ脱出
　(1)451
虹彩前面の2峰性突出　(1)362
虹彩脱　(1)330
虹彩脱出　(1)331, (3)286
虹彩脱色素　(5)62
虹彩付き眼内レンズ　(1)339
虹彩低色素　(5)64
虹彩嚢腫　(1)300
虹彩嚢胞　(1)314, (4)130
虹彩の色素沈着　(5)310
虹彩のひだ(ruff)の消失　(1)398
虹彩白皮症　(1)344, (5)62
虹彩母斑　(1)313
虹彩毛様体炎　(1)326, (5)12,
　80, 236, 382, 395, 398
虹彩紋理の減少　(1)325
虹彩離断　(1)333, 335, 354
虹彩ルベオーシス　(1)304
好酸球　(4)180
好酸球浸潤　(5)242
好酸球性多発血管炎性肉芽腫症
　(2)104, (5)224
好酸球増多　(5)224
格子状角膜ジストロフィ
　(1)192, 234, (4)108
格子状混濁　(1)192
交叉現象　(5)168
恒常性外斜視　(3)322
甲状腺眼症　(1)238, (3)236,
　376, (4)204, (5)274
甲状腺関連抗体　(3)374
甲状腺機能亢進症　(1)238,
　(5)378
甲状腺自己抗体　(2)376
甲状腺視神経症　(2)376

甲状腺腫　(5)198
甲状腺腫大　(5)274
口唇口蓋裂　(1)244, (5)22
口唇の紅潮　(1)45, (5)12
口唇ヘルペス　(5)292
硬性ドルーゼン　(2)22
硬性白斑　(2)12, (5)262
好中球　(4)128
好中球減少　(5)194
交代性上斜位　(3)330
交代プリズム遮閉試験　(3)386
交通性水頭症　(5)116
後天眼振　(3)366
後天性眼トキソプラズマ症
　(5)382
後天性トキソプラズマ症
　(2)286
後天性無茎性血管腫　(1)82
後天性免疫不全症候群　(5)404
後天梅毒　(5)395
後天網膜分離症　(2)238
行動異常　(5)90
後頭部痛　(5)88
行動変化　(5)34
高度近視性内斜視　(3)344
口内潰瘍　(5)202
高熱　(5)294
後嚢下白内障　(1)372, (5)334
後嚢上線維組織形成　(1)412
後嚢線維化　(1)412
後嚢の石灰化　(5)279
後嚢破損症例の残存皮質
　(1)429
後嚢破嚢　(1)446
　――に認められたIOL脱臼
　　(1)447
高発癌性　(5)101
後発白内障　(1)412, (5)279
紅斑性酒皶　(5)308
高比重リポ蛋白(HDL)欠乏症
　(1)242
抗不安薬　(5)132
後部円錐角膜　(1)126
後部円錐水晶体　(1)384, 388
後部眼瞼炎　(3)100
後部強膜炎　(1)92, (5)226
後部虚血性視神経症　(2)368,
　(5)268
後部硝子体剥離　(2)36, 330,
　334

後部硝子体剥離の進行ステージ
　(2)39
後部硝子体皮質前ポケット
　(2)4, 36, 330
後部胎生環　(1)126, 130
後部多形性角膜ジストロフィ
　(1)212
後部ぶどう腫　(2)246, (5)56
後部ぶどう腫を伴う強度近視
　(2)16
後部ぶどう膜炎　(5)182
酵母状真菌　(1)144
硬膜下血腫　(5)112
硬膜下出血　(5)16, 114
剛毛　(5)286
抗網膜抗体陽性　(5)246
膠様滴状角膜ジストロフィ
　(1)198, 234, (4)110
高齢者のMALTリンパ腫　(1)7
抗リン脂質抗体症候群　(2)102,
　(5)208
後弯　(5)40
コーガン・リース症候群
　(1)303
ゴーシェ病　(2)112, (5)28
ゴースト血管　(1)190, 191,
　(2)414
コーツ病　(2)76
ゴールデンハー症候群　(1)76,
　(3)10, (5)26
ゴールドマン - ファーヴル症候群
　(2)148
股関節の拘縮　(5)45
呼吸困難　(5)45, 300, 346, 355
黒色細胞腫　(4)214
コケイン症候群　(5)24
コシュボネ角膜知覚計　(1)180
骨格異常　(5)332
骨格筋の筋力低下　(3)374
骨形成不全　(5)41
骨小体様色素沈着　(2)126
骨髄性白血病　(2)397
骨髄抑制　(5)372
骨性分離腫　(2)314
骨粗鬆症　(5)277, 334
ゴットロン徴候　(5)229
骨盤内炎症疾患　(5)8
骨病変　(5)6
骨密度低下　(5)254
固定内斜視　(3)344, 382

固定皺襞　(2)236
コプリック斑　(1)160
ごま塩眼底　(2)48, (5)2, 24,
　140
ゴム腫　(5)395
コラーゲン　(2)36, 330
コラーゲンの配列乱れ　(1)115,
　116
孤立性線維性腫瘍　(4)194
孤立性網膜神経線維腫　(2)256
コルチゾールの過剰分泌
　(5)280
コレステリン結晶　(1)368,
　(4)28
コレステロール　(1)191
コレステロール結晶　(2)325
コロイデレミア　(2)126, 303
コロボーマ　(1)292, (3)10,
　(5)22, 26
コロボーマ合併小眼球　(3)230
混合性難聴　(5)47
コンゴーレッド　(1)194
コンタクト眼瞼下垂　(3)54
コンタクトレンズ障害　(1)268
コンタクトレンズによる巨大乳頭
　結膜炎　(1)7
棍棒状出血　(2)290
棍棒状の混濁　(1)192

サーベイランスのためのエイズ指
　標疾患　(5)404
サーモンピンク様の腫瘤
　(5)410
サーモンピンクの隆起性病変
　(1)73
ザールス徴候　(5)168
細菌性角膜潰瘍　(1)107, (4)94
細菌性眼角瞼炎　(3)93
細菌性眼窩蜂巣炎　(3)264
細菌性眼内炎の前房蓄膿
　(1)327
細菌性結膜炎　(4)58
細静脈蛇行　(5)180
ザイデル現象　(1)260
ザイデル試験　(1)406
細動脈硬化性変化　(2)86
細動脈の血柱反射亢進　(5)162
細動脈の数珠状化　(2)68

細動脈の硬化性変化　(5)162
サイトカインの過剰産生
　　(5)286
サイトケラチン　(4)48
サイトメガロウイルス角膜内皮炎
　　(CMV角膜内皮炎)　(1)158
サイトメガロウイルス網膜炎
　　(2)292, (4)126, (5)202
再発性角膜びらん　(1)178,
　　183, (5)260
再発性虹彩炎　(5)230
再発翼状片　(3)15
細胞外マトリックス　(4)220
臍ヘルニア　(5)41, 42, 44, 45,
　　47
逆さまつげ　(3)44
柵状配列　(4)49
鎖肛　(5)19
サザンブロット法　(4)188
嗄声　(5)198
サブロー培地　(1)144
砂粒小体　(4)212
サリン中毒　(1)340, (5)355
サルコイドーシス　(1)318,
　　358, (3)214, (4)124, (5)217
――における虹彩後癒着
　　(1)311
――の診断基準　(5)217
ザルツマン結節変性　(1)187
サルコイド結節　(5)217
三角症候群　(2)298
サンゴ状の索状物　(1)190
散在性網脈絡膜炎　(5)395
三叉神経第1枝　(3)372
三叉神経第一枝領域　(5)290
三叉神経痛に対する神経ブロック
　　後に生じた神経麻痺性角膜症
　　(1)181
蚕食性潰瘍　(3)168
酸性ムコ多糖類　(2)353
残存縫合糸からの感染　(1)275
散弾状脈絡網膜症　(2)120
散瞳　(5)360
散瞳薬への抵抗　(5)24
サンパオレーシ線　(1)356, 398
サンフィリッポ症候群　(5)47
霰粒腫　(3)84, (4)24

**し**

ジークリスト線条　(2)300
シールド潰瘍　(1)43, 47, 104
シェーグレン症候群　(1)172,
　　(3)44, 210, (4)168, (5)198
――に伴うSPK　(1)103
シェリントンの法則　(3)304
紫外線角膜炎　(1)255
自覚的回旋角度測定　(3)386
自覚的視性垂直位(SVV)偏位
　　(5)154
歯牙の異形成　(1)241
子癇　(2)90, (5)166
敷石状外観　(5)252
敷石状変性　(2)234
色覚異常　(5)336
色素萎縮　(2)152
色素細胞過誤腫　(1)314
色素散布症候群　(1)356
色素散乱症候群　(1)422
色素残留試験　(3)184, 186
色素失調症　(5)304
色素性悪性黒色腫　(2)316
色素性乾皮症　(1)62
色素性腫瘍　(1)64, 314
色素性傍静脈脈絡膜萎縮
　　(2)132
色素沈着　(5)304, 344
色素むら　(2)126, 260
子宮破裂　(5)56
色素緑内障　(1)356
色素輪　(2)346
軸索突起　(2)4
シクロスポリン　(2)380
歯欠損　(5)304
篩骨　(3)224
自己反応性T細胞　(5)238
自己免疫疾患　(2)100, 103
自己免疫性肝炎　(5)198
自己免疫性視神経症　(2)386
自己免疫網膜症　(2)114,
　　(5)246
視細胞　(4)10
視細胞層　(2)2
視索症候群　(5)106
四肢伸側の標的状病変　(5)299
四肢の壊死　(5)234
四肢の潰瘍　(5)234

四肢の形成異常　(5)22
四肢の紫斑　(5)194
四肢の脱力　(5)88
四肢の動脈の閉塞性血栓血管炎
　　(5)234
糸状角膜炎　(1)172
糸状真菌　(1)146
自傷による四肢麻痺　(5)158
篩状板　(4)14
視神経　(4)14
視神経萎縮　(2)372, 382, 395,
　　396, (5)24, 38, 41, 42, 44,
　　45, 47, 90, 236, 358
視神経炎　(2)362, (5)217,
　　290, 395, 398
視神経管骨折　(3)282
視神経形成異常　(5)22
視神経膠腫　(2)50, 395,
　　(3)160, 262, (4)208
視神経障害　(5)414
視神経鞘髄膜腫　(2)396,
　　(5)326
視神経周囲網膜神経線維層
　　(2)400
視神経脊髄炎　(2)360, 362,
　　(5)126
――スペクトラム　(5)126
視神経低形成　(2)346, (5)83
視神経転移性腫瘍　(2)397
視神経乳頭　(4)14
視神経乳頭萎縮　(5)97, 322
視神経乳頭炎　(5)392, 398
視神経乳頭陥凹拡大　(2)106,
　　(4)222, (5)205
視神経乳頭傾斜　(2)248
視神経乳頭欠損　(2)344
視神経乳頭黒色細胞腫　(2)393,
　　(4)214
視神経乳頭コロボーマ　(2)344
視神経乳頭周囲萎縮　(5)238
視神経乳頭周囲色素輪　(5)83
視神経乳頭周囲の色素線条
　　(5)329
視神経乳頭周囲の毛細血管拡張・
　　蛇行　(5)96
視神経乳頭周囲の網脈絡膜萎縮
　　(5)376
視神経乳頭周囲網膜神経線維
　　(2)400
視神経乳頭腫脹　(2)226, 366,

368, 388, (3)368, (5)118,
224, 238, 240, 322, 350,
352, 366
視神経乳頭小窩　(2)350
視神経乳頭上血管腫　(2)394
視神経乳頭蒼白　(5)205, 268
──浮腫　(5)205
視神経乳頭蒼白化　(2)260, 382
視神経乳頭蒼白浮腫　(2)106
視神経乳頭ドルーゼン　(2)353
視神経乳頭肉芽腫　(5)217
視神経乳頭の大きさ　(2)356
視神経乳頭の発赤　(5)238, 240
視神経乳頭の発赤腫脹　(2)382
視神経乳頭ピット　(2)248
視神経乳頭浮腫　(5)41, 44, 45,
47, 128, 164, 166, 190, 279,
286
視神経乳頭耳側蒼白　(2)384
視神経乳頭を含む脈絡膜欠損
(1)293
視神経(乳頭)の正常所見
(2)400
視神経部分低形成　(2)346
視神経網膜炎　(2)366, (5)400
視神経裂閉鎖不全　(2)348
姿勢異常　(5)156
脂腺癌　(3)170, (4)50
自然型アレルギー反応　(1)42
耳前リンパ節腫脹　(1)12, 26,
28
持続する微熱　(5)390
耳側リムの菲薄化　(2)406
シダ状蛍光漏出　(1)326,
(2)268, (5)236
下掘れ潰瘍　(1)225
下掘れの周辺部潰瘍　(1)226
失語　(5)124, 408
失行　(5)124
実質型角膜ヘルペスの再発例
(1)155
実質性角膜炎　(2)280
紫斑　(5)212
しびれ　(5)122
脂肪肉芽腫　(3)84, (4)24
嗜眠　(5)4
耳鳴　(5)238, 240
斜位　(3)308
シャイエ症候群　(1)233, (5)42
視野異常　(5)224, 322

視野狭窄　(5)34, 355, 356, 363
弱視　(5)2, 72
若年者の結膜濾胞症　(1)7
若年性関節リウマチ　(5)80
若年性再発性網膜硝子体出血
(5)386
若年性特発性関節炎　(2)282,
(5)80
若年性慢性関節炎　(5)80
若年の後嚢下白内障　(5)326
雀卵斑様色素症　(3)262
シャグリンパッチ　(5)314
視野欠損　(5)418
斜頸　(3)324
斜視　(5)2, 19, 24, 34, 56, 72,
137
斜視手術の切開法　(3)304
視野障害　(5)16, 122, 126,
246, 408
遮閉試験　(3)324
遮閉-遮閉除去試験　(3)308,
320, 330
斜偏位　(3)360, (5)88, 154
シャルコー徴候　(3)74
充盈遅延　(2)70, 368
習慣性流産　(5)208
重瞼術後縫合糸脱出　(3)140
重症アルカリ化学外傷の角膜穿孔
(1)257
重症筋無力症　(3)60, 374,
(5)135
──診療ガイドライン　(5)135
縦走潰瘍　(5)252
周中心窩硝子体剥離　(2)38
重度全身性関節過動性　(5)56
十二指腸閉鎖　(5)19
周皮細胞　(4)146
周辺虹彩切除術　(1)298
周辺虹彩前癒着　(1)302, 304,
310, 354
周辺前房深度/角膜厚　(2)404
周辺部潰瘍　(1)224
周辺部角膜潰瘍　(1)108, 226,
229, (5)220
周辺部角膜浸潤　(1)230
周辺部腫瘤型眼トキソカラ症
(2)288
周辺部腫瘤型トキソカラ症
(5)388
周辺部硝子体炎　(2)280

周辺部多発性脈絡膜炎　(5)240
周辺部多発性脈絡網膜萎縮斑
(5)238, 240
周辺網膜静脈白鞘化　(2)78
羞明　(2)142, (5)130, 290,
346, 360
粥状動脈硬化　(5)172
縮瞳　(5)78, 144, 356, 362
酒皶　(5)308
──性角膜炎　(5)308
──性座瘡　(5)308
酒皶性眼瞼結膜炎　(1)86
樹枝状角膜炎　(1)150
樹枝状角膜潰瘍　(5)292
手指の屈曲拘縮　(5)22
手指の皮膚潰瘍　(5)210
手指の皮膚硬化　(5)210
手術で生じる角膜内皮細胞減少
(1)432
樹状突起　(2)4
数珠状硝子体混濁　(2)272,
336, (5)217
シュタルガルト病　(2)154
出血　(2)10
出血傾向　(5)192
出血性色素上皮剥離　(2)10
出血性リンパ管拡張症　(1)68
術後炎症反応　(1)422
術後眼内炎　(4)128
術後内斜視　(3)318
術中角膜浮腫　(1)431
術中虹彩緊張低下症　(1)336
シュナイダー角膜ジストロフィ
(1)202
──に対するDALK　(1)277
腫瘍シンチグラフィ　(3)250
腫瘍随伴視神経症　(2)386
腫瘍性細胞塊による結節
(1)318
腫瘤形成性多発性硬化症
(5)124
主涙腺　(4)16
主涙点　(3)190
シュワルツ症候群　(2)232
シュワルツ-ヤンペル症候群
(3)48
シュワルベ線　(1)126, 348
シュワン細胞　(4)200
春季カタル　(1)42, 105, (4)64
──の巨大乳頭　(1)7

──の充血　(1)3
瞬目　(3)4
瞬目異常　(5)130, 132
瞬目過多　(3)6, 72, (5)130
瞬目減少　(3)6
瞬目テスト　(3)74
漿液性網膜剥離　(2)170, 190, 222, 250, 270, (5)164, 166, 192, 202, 286
消化管出血　(5)329
消化管穿孔　(5)10
上顎骨　(3)224
上顎神経　(3)372
上顎の疼痛　(5)414
小角膜　(1)122
上下肢麻痺　(5)148
上眼高裂症候群　(3)372
小眼球　(3)230
小眼球(症)　(5)22, 26, 56
小眼瞼　(1)122
上眼瞼下垂に伴う瞼裂狭小　(5)78
上眼瞼挙筋　(3)2
上眼瞼挙筋機能　(3)50
上眼瞼挙筋機能検査　(3)6
上眼瞼溝深化　(3)52
上眼瞼後退　(2)376
上眼瞼の残糸による結膜異物　(1)173
小関節の弛緩　(5)56
上肢乏血症状　(2)80
上気道炎　(5)222
上強膜炎　(1)92, (5)220
上強膜血管腫　(5)318
上下斜視　(3)324
上下瘢痕性眼瞼内反症　(3)21
症候群性頭蓋縫合早期癒合症　(5)68
症候群性頭蓋縫合早期癒着症　(3)239
症候性眼瞼けいれん　(5)130
症候性ナルコレプシー　(5)126
小耳症　(5)26
硝子体アミロイドーシス　(2)328
硝子体黄斑界面病　(2)14
硝子体黄斑牽引症候群　(2)14
硝子体嵌頓　(1)424
硝子体血管遺残　(2)322
硝子体血管系遺残　(1)380

硝子体ゲル内　(2)326
硝子体牽引　(2)14
硝子体混濁　(2)42, 236, 328, 332, 338, (5)217, 236, 238, 240, 380, 392, 395
硝子体下出血　(2)40
硝子体手術　(2)78
硝子体出血　(2)10, 40, 332, (5)56, 114, 254
硝子体線維　(2)42
硝子体脱出　(1)293, 331
──の残存皮質　(1)429
硝子体中心窩剥離　(2)38
硝子体内出血　(2)40, 332
硝子体中に脱臼した眼内レンズ　(1)452
硝子体の正常所見　(2)36
硝子体剥離　(5)16
硝子体播種　(2)250
硝子体ベール状変性　(2)148, 152, (5)256
硝子体ヘルニア　(1)430
硝子体網膜リンパ腫　(2)296, (4)160
上斜位　(3)308
上斜筋腱症候群　(3)380
上斜視　(3)304
小人症　(5)24
常染色体優性視神経萎縮　(2)384
常染色体優性視神経萎縮プラス　(5)99
上直筋　(3)304
情緒不安定　(5)279
上転　(3)304
上転制限　(5)264
小瞳孔　(1)336
小頭症　(5)4, 22, 254
消毒薬による角膜障害　(1)268
小児急性熱性皮膚粘膜リンパ節症候群　(1)45, (5)12
小児の水頭症　(5)90
小児の慢性虹彩毛様体炎における虹彩後癒着　(1)311
小児緑内障の診断基準　(1)132
小乳頭　(2)356, (5)83
小脳失調　(5)24, 34, 140
小脳症状　(5)358
小脳性眼球運動障害　(5)88
小脳性失調　(5)101

小脳網膜血管腫症　(2)54
小白斑　(5)404
上皮移植後　(1)278
上皮下浸潤　(1)108
上皮型角膜ヘルペス　(1)104, 150, (5)292
上皮細胞系母斑　(3)146
上方視神経部分低形成　(2)346, 358
上方注視麻痺　(3)364, (5)106
静脈奇形　(4)190
静脈血管腫　(1)82
静脈血栓症　(5)208
静脈石　(4)190
静脈洞血栓　(5)118
静脈の拡張　(5)214
上脈絡膜　(2)26
静脈瘤　(4)190
睫毛ケジラミ症　(3)116
睫毛重生　(3)42, 44
睫毛内反症　(3)17, (5)19
睫毛の伸長およびカール　(5)372
睫毛乱生　(1)49, 52, (3)42, 44, (5)300
小葉構造　(2)26
小葉状(分葉状)毛細血管腫　(1)80
上輪部角結膜炎　(1)83
食道蠕動低下　(5)210
食欲低下　(5)294, 366
食欲不振　(5)182, 277, 368
徐々に進行する視力，視野障害　(5)336
徐脈　(5)362
シリア病　(5)272
シリコーンIOLでのpit　(1)455
シリコーンオイル　(1)365
自律神経障害　(5)284
視力障害　(5)28, 222, 248
視力低下　(5)16, 34, 38, 82, 96, 110, 114, 122, 126, 128, 174, 192, 224, 229, 246, 270, 322, 344, 346, 348, 355
視力動揺　(5)356
視力不良　(5)19, 92
視力変化　(5)34
視力予後不良　(5)172
シルマー試験　(1)166, (5)198
脂漏性角化症　(3)148, 150,

151, (4)36
脂漏性眼瞼炎　(1)85
脂漏性眼瞼縁炎　(3)90
脂漏性マイボーム腺機能不全
　(1)85
心因性視覚障害　(5)160
腎炎　(5)178, 222
心拡大　(5)188
腎機能障害　(5)180, 182, 358
心筋炎　(5)222
真菌性角膜炎　(1)144, (4)100
真菌性角膜潰瘍　(1)107
真菌性眼内炎　(2)284, (5)380
神経異常　(5)202
神経学的退行　(5)41
神経原生眼瞼下垂　(3)56
神経症　(5)344
神経障害性角膜症　(1)180
神経症状　(5)398
神経鞘腫　(3)226, (4)200
神経節細胞　(4)10
神経節細胞層　(2)4
神経セロイドリポフスチン症
　(5)38
神経線維腫　(3)262, (4)198,
　(5)322
神経線維腫症　(2)50, 256, 395
神経線維腫症1型　(2)50, 256,
　(3)160, 262, (4)198, 208
神経線維腫症Ⅰ型　(5)322
神経線維腫症1型の虹彩　(1)319
神経線維腫症2型　(2)256
神経線維腫症Ⅱ型　(5)326
神経痛様の痛み　(3)112,
　(5)290
神経提起源細胞系母斑　(3)146
神経堤病　(5)312
神経梅毒　(5)395
神経皮膚症候群　(3)156
腎血管筋脂肪腫　(5)314
心血管梅毒　(5)395
腎結石　(5)277
人工角膜移植後　(1)284
人工虹彩　(1)334, 338
進行性外眼筋麻痺　(5)140
進行性核上性麻痺　(3)365,
　(5)157
進行性眼筋麻痺　(5)99
進行性硬化症　(5)210
進行性虹彩萎縮　(1)303

進行性側弯　(5)56
進行性の角膜混濁　(5)47
進行性脈絡網膜萎縮　(2)136
進行性網膜外層壊死　(5)406
進行麻痺　(5)395
腎細胞がん　(5)312
心雑音　(5)188
心室中隔欠損症　(5)19
滲出型加齢黄斑変性　(2)12
滲出性紅斑　(5)294
滲出性網膜剥離　(2)18, 76,
　172, (5)238, 240, 398, 416
浸潤性視神経症　(2)397
腎障害　(5)202
尋常性疣贅　(3)152, (4)38
親水性アクリルIOL　(1)458
新生血管　(1)305, (5)202,
　262, 386
腎性高血圧　(5)164
腎性骨異栄養症　(5)184
新生児クラミジア結膜炎　(1)33
新生児膿漏眼　(5)8
新生児のマススクリーニング
　(5)49
真性小眼球　(2)308, (3)230
新生児涙嚢炎　(3)205
真性多血症　(5)190
腎性貧血　(5)184
腎性網膜症　(2)88
真性落屑　(1)409
腎石灰化症　(5)198
振戦　(5)49, 346
心臓横紋筋腫　(5)314
心臓足首血管指数　(2)92
心臓弁膜症　(5)41, 42, 44, 45,
　47
人畜感染症　(5)382
人畜共通感染症　(2)283,
　(5)400
伸展性皮膚線条　(5)280
心伝導障害　(5)140, 142
腎透析　(5)184
シンナー　(2)380
シンナー中毒　(5)358
心内膜床欠損症　(5)19
腎嚢胞　(5)312
心肺停止　(5)355
真皮内母斑　(3)146, (4)30
深部層状角膜移植術後　(1)276
心不全　(5)192

蕁麻疹　(3)94
蕁麻疹を伴う血管性浮腫　(3)95
心膜炎　(5)202

随意性瞬目　(3)4
水牛様脂肪沈着　(5)280
水晶体亜脱臼　(5)50
水晶体起因性眼内炎　(1)394,
　395
水晶体起因性ぶどう膜炎
　(4)120
水晶体血管膜遺残　(2)322
水晶体前房内脱臼　(1)401
水晶体前方偏位　(1)129
水晶体脱臼　(1)402, (5)56
水晶体内異物　(1)404
水晶体の位置異常　(5)54
水晶体嚢真性落屑　(1)396
水晶体偏位　(1)400, (5)54
水晶体融解性緑内障　(1)392
錐体機能異常　(2)168
錐体ジストロフィ　(2)130
錐体路症状　(5)358
垂直方向の注視麻痺　(5)156,
　157
推定眼ヒストプラズマ症候群
　(5)376
推定ヒストプラズマ症　(5)376
水痘　(5)290
水痘角膜炎　(1)162
水痘後に生じた円板状角膜炎
　(1)157
水頭症　(5)5
水痘帯状疱疹ウイルス　(1)156,
　162
水痘・帯状疱疹ウイルス
　(2)290
水疱様皮疹　(5)304
水平眼球運動　(3)354, 356
水平眼振　(5)358
水平境界面　(2)40
水平共同性眼球運動障害
　(3)358
水平細胞　(4)10
水平注視麻痺　(5)152
水平なニボー　(1)326
水平半盲　(5)268
水疱　(1)110, (5)294

水疱性角膜症　(1)208, 210, 262, (4)104
髄膜癌腫症　(2)397
髄膜腫　(3)370, (4)211
睡眠障害　(5)47
睡眠導入薬　(5)132
杉浦サイン　(5)238
スクラッチテスト　(3)104
スタージ・ウェーバー症候群　(1)133, (2)56, 312, (3)156, (5)318
――に伴う血管腫　(1)82
頭痛　(5)90, 108, 110, 112, 116, 118, 192, 205, 238, 240, 282, 364, 408, 412, 414, 418
スティーブンス・ジョンソン症候群　(1)13, 48, 118, (3)14, 20, 28, 44, 45, (4)90, (5)294, 372
スティックラー症候群　(2)150, 152, (5)256
ステロイド大量療法　(2)274, 370
ステロイドによる眼合併症　(2)100
ステロイドパルス療法　(2)274
ステロイド緑内障　(4)220
ストッカー線　(1)250
ストリエ　(1)201
砂時計様萎縮　(2)373
スフィンゴリピド症　(2)112
スペキュラマイクロスコープ　(1)206, 248
スマイルマークパターン点状表層角膜症　(1)268
スライ症候群　(5)47
スリガラス状角膜混濁　(5)41, 44
スリガラス状の角膜浮腫　(1)158
スリガラス様角膜混濁　(1)240

性格変化　(5)34
性器クラミジア　(5)7
性器発育不全　(5)272
性器ヘルペス　(5)292
性行為感染症　(1)24

星状角膜炎　(5)292
正常眼圧緑内障　(2)402
正常隅角所見　(1)348
星状膠細胞　(4)14
星状硝子体症　(2)42, 325, 326
星状体　(2)42
正常脈絡膜　(2)26
正常網膜　(2)2
青色強膜　(1)96, (5)56
青色虹彩　(5)66
青色母斑　(1)95
成人T細胞白血病　(2)294, (5)378
精神運動発達遅滞　(5)28, 40, 41, 45, 47
成人型封入体結膜炎　(5)7
精神障害　(5)334, 358
成人発症卵黄状黄斑ジストロフィ　(2)158
静的隅角鏡検査　(1)348
星芒状角膜上皮　(1)156
星茫状白斑　(2)88
成人ネフローゼ症候群の診断基準　(5)180
精神発達遅滞　(5)4, 10, 24, 31, 50, 72, 254, 304, 314
性腺機能低下　(5)272, 302
成長鈍化・停止　(5)45
性的虐待　(5)8
星茫状白斑　(5)164
西洋斧様の顔貌　(5)137
生理的兎眼　(3)78
脊髄癆　(5)395
脊椎関節炎　(5)232
脊椎形成不全　(5)26
脊椎後弯　(5)45
脊椎の拘縮・強直　(5)230
切開生検　(1)66
節外性B細胞リンパ腫　(3)253
雪眼炎　(1)255
脊椎性関節炎　(2)282
石灰化上皮腫　(4)42
石灰化ドルーゼン　(2)22
赤血球沈降速度　(2)391
赤血球増加症　(5)190
接合部型軽症汎発性萎縮型　(5)306
接合部(境界)母斑　(3)146, (4)30
切除生検　(1)66

セフェム系抗生物質　(2)336
セフトリアキソン　(2)280
セラチア角膜炎　(1)140
セレウス菌　(1)143
線維性骨異形　(3)242
線維性骨異形成(症)　(5)82
線維性骨炎　(5)277
線維素析出　(5)250
線維柱帯　(1)348
線維柱帯切除術後合併症　(2)306
遷延する角膜上皮障害　(5)158
遷延性角膜上皮欠損　(1)104, 113, 168, 180, 183, 278, (5)260
前額突出　(5)36
洗眼　(1)256
前環混濁　(2)330
前眼部形成異常　(1)124, 126, 128
前眼部ぶどう腫　(1)126
閃輝暗点　(5)176
閃輝性黄色斑　(2)140
閃輝性硝子体融解　(2)42, 325
全血球計算　(2)110, (5)188
前極白内障　(1)380
穿孔性外傷による白内障　(1)407
穿孔性角膜外傷　(1)260
穿孔性眼外傷　(2)340
浅在性血管叢充血　(1)92
全周PAS　(1)304
線状混濁　(1)193, 213
全身型重症筋無力症　(5)135
全身関節弛緩　(5)56
全身けいれん　(5)355
全身倦怠感　(5)205, 226, 238, 294, 366, 390
全身性アミロイドーシス　(1)78, 234
全身性エリテマトーデス　(2)100, 258, (5)202, 338, 340
全身性自己免疫疾患　(2)282
全身の壊死性肉芽腫性血管炎　(5)220
全前脳胞症　(5)22
浅前房　(1)331, (5)238, 240, 362
全層角膜移植後　(1)289

——遷延性角膜上皮欠損を呈した
　神経麻痺性角膜症　(1)181
全層角膜移植術後　(1)274
——の拒絶反応　(1)274
——の透明治癒率　(1)274
前庭神経鞘腫　(5)326
先天角膜内皮ジストロフィ
　(1)214
先天角膜実質ジストロフィ
　(1)205
先天眼瞼外反　(3)30
先天眼瞼下垂　(3)50
先天眼瞼内反　(3)16
先天眼振　(3)366
先天黒内障　(2)142
先天シスタチオニンβ合成酵素欠
　損　(5)50
先天周期交代性眼振　(3)366
先天睫毛内反　(3)9
先天心血管異常　(5)2
先天性遺伝性角膜内皮ジストロ
　フィ　(1)205
先天性外眼筋線維症　(5)74
先天性外涙嚢瘻　(3)192
先天性感音性難聴　(5)66
先天性眼瞼下垂症　(5)76
先天性眼瞼欠損　(3)10
先天性サイトメガロウイルス感染
　症　(5)4
先天性索状眼瞼縁癒着症　(3)12
先天性四肢欠損　(1)244
先天性小球症　(3)294
先天性小水晶体　(5)58
先天性心疾患　(5)19
先天性水晶体位置異常　(5)58
先天性銅代謝異常症　(1)254
先天性トキソプラズマ症
　(2)286
先天性の外転神経麻痺　(3)336
先天性の顔面神経麻痺　(3)336
先天性表皮水疱症　(5)306
先天性ホルネル症候群　(5)78
先天性無眼球症　(3)294
先天性無虹彩　(1)338
先天性両側股関節脱臼　(5)56
先天性涙道炎　(3)206
先天前眼ぶどう腫　(1)123
先天停在性夜盲　(2)166
先天トキソプラズマ症　(5)5
先天内斜視　(3)310

先天梅毒　(5)6, 395
先天白内障　(5)2
先天白内障の病型　(1)380
先天鼻涙管閉塞　(3)184, 188,
　194, 205
先天鼻涙管閉塞開放　(3)205
先天風疹症候群　(5)2
先天風疹網膜症　(2)48
先天無虹彩　(1)295, (2)66,
　(5)92
先天網膜分離症　(2)144
先天緑内障　(2)56
先天涙点閉鎖　(3)184
先天涙嚢ヘルニア　(3)188
前頭骨　(3)224
前頭部の白髪　(5)66
前嚢縁のdouble-ring sign
　(1)409
前嚢下白内障　(1)383
前嚢収縮　(1)410, (5)279
——予防のための減張切開
　(1)411
前嚢切開窓　(1)410
前嚢の石灰化　(5)279
全白内障　(1)380
前部円錐水晶体　(1)386
潜伏眼球　(3)234
潜伏眼振　(3)366
前部強膜ぶどう腫　(1)100
前部虚血性視神経症　(2)368,
　(5)184, 234, 268
潜伏梅毒　(5)395
前部視神経炎　(2)362
前部水晶体血管膜　(1)296
前部層状角膜移植術後　(1)280
前部ぶどう膜炎　(1)310,
　(5)182, 232, 250
前部輪状牽引　(2)236
前房炎症　(5)380
前房側に生じたIOL脱臼
　(1)447
全方向性眼球運動障害　(5)146
前房コレステローシス　(1)368
前房出血　(1)252, 329, 332,
　364
——のグレード　(1)252
前房深度が消失　(1)112
前房蓄膿　(1)137, 146, 326,
　366, 420, (2)268, (5)230,
　236, 250, 380

前房内異物　(1)367
前房内硝子体脱出　(1)425
前房内上皮増殖　(1)426
前房内フィブリン析出　(1)326
前房フィブリン　(1)366
前房へのカルシウム結晶析出
　(5)277
前房レンズ　(1)436
喘鳴　(5)88
ゼンメリング輪　(1)412, 416
腺様嚢胞癌　(4)172
前腕伸側皮膚の過伸展　(5)57

爪異形成　(5)304
爪異常　(5)332
爪囲線維腫　(5)314
騒音呼吸　(5)45
層間白内障　(1)380
早期加齢黄斑変性　(2)182
臓器腫大　(5)286
双極細胞　(4)10
造血幹細胞移植　(1)52
創口熱傷　(1)431
早産　(5)6
巣状分節性壊死性糸球体腎炎
　(5)222
増殖硝子体網膜症　(2)236
増殖性硝子体網膜症　(4)144
増殖前網膜症　(5)262
増殖組織　(5)262
増殖糖尿病網膜症　(1)305,
　(2)40, 96, 98
増殖前糖尿病網膜症　(2)96
増殖網膜症　(5)262
相対的瞳孔求心路障害　(2)72,
　360, 370, 397, (3)258, 282,
　(5)122
相対的瞳孔ブロック　(1)306,
　354, 361, (2)404
相対的入力瞳孔反射異常
　(2)362
早発型発達緑内障　(1)132
早発性白内障　(5)256
躁病　(5)344
総涙小管閉塞　(3)210
早老症　(5)24, 302
早老性毛髪変化　(5)302
ソーセージ指　(5)232

足関節上腕血圧比　(2)92
塞栓症　(2)70, (5)103
側頭動脈炎　(2)94, 106,
　　(5)205
側頭動脈生検　(2)368
側頭部圧痛　(5)205
続発小児緑内障　(1)358
続発性アミロイドーシス
　　(1)234
続発性シェーグレン症候群
　　(5)210
続発性新生血管緑内障　(2)80
続発性内斜視　(3)318
続発性の瞳孔ブロック　(1)312
続発性稗粒腫　(3)162
続発性鼻涙管狭窄・閉塞
　　(3)214
続発緑内障　(5)80
側副血行路　(5)386
側方注視麻痺　(3)354, (5)148
鼠径ヘルニア　(5)41, 42, 44,
　　45, 47
鼠径部の雀卵斑様色素斑
　　(5)322
咀嚼時の顎の痛み　(5)205
ソフトコンタクトレンズ
　　(3)134
粟粒結核　(2)276

## た

ターミナルバルブ　(1)150
ダーモスコピー　(3)152
第3染色体　(5)139
第19染色体　(5)139
第1次硝子体過形成遺残　(2)322
第一次硝子体過形成遺残　(5)22
第一第二鰓弓症候群　(3)10
タイゲソン点状表層角膜炎
　　(1)103
対光反射　(2)373
対光反射の減弱　(5)350
対光反応の異常　(5)355
胎児型横紋筋肉腫　(4)196
胎児水腫　(5)6
体重減少　(5)182, 205, 212,
　　224, 274
体重増加　(5)334
帯状角膜変性　(1)188, (5)80,
　　184, 277

帯状の沈着物　(1)188
代償頭位　(3)342, 368
帯状ヘルペス眼瞼炎　(3)112
帯状ヘルペス虹彩炎に伴う虹彩萎
　　縮　(1)321
帯状疱疹　(5)290
耐性菌による結膜炎　(1)23
胎生血管系遺残　(2)322
胎生裂閉鎖不全　(2)344
大泉門の膨隆　(5)90
耐糖能障害　(5)302
大動脈炎症候群　(2)80, (5)214
大乳頭　(2)356
大脳萎縮　(5)142
大理石骨病様の骨病変　(5)304
大理石様の色素斑　(5)311
多飲　(5)202
ダウン症　(3)34
ダウン症候群　(5)19
──にみられた円錐角膜　(5)21
──にみられた睫毛内反症
　　(5)20
──にみられた白内障　(5)20
──にみられた緑内障　(5)21
唾液腺腫脹　(5)198
多核巨細胞　(4)24, 97
高安動脈炎　(2)80, 94, (5)214
高安病　(5)214
多関節痛　(5)224
ダクションテスト　(3)376
多形滲出性紅斑　(5)299
多形腺癌　(4)174
多形腺腫　(3)226, (4)170
多形皮膚萎縮症　(5)332
多幸感　(5)358
多剤耐性セラチア　(1)140
多指症　(5)272
多色性白内障　(5)139
多巣性脈絡膜炎　(2)178
脱色素を伴った視神経乳頭周囲萎
　　縮　(5)240
脱色素斑　(2)52
脱髄性視神経症　(2)362
脱水　(5)277
脱毛　(5)238, 240, 302, 304
脱毛症　(1)241
脱力　(5)326
多動　(5)47
多瞳孔　(1)131
ダッチャー小体　(4)86

多尿　(5)262, 277
多発血管炎性肉芽腫症　(1)228,
　　(2)104, (5)220, 222, (4)202
多発性黄色斑　(2)154
多発性角膜上皮下浸潤　(1)26,
　　156
多発性筋炎　(5)229
多発性ケラトアカントーマ
　　(3)46
多発性硬化症　(2)362, (5)122,
　　150, 152
多発性後極部色素上皮症
　　(5)334
多発性後極部網膜色素上皮症
　　(2)172, (5)204
多発性骨髄腫　(1)236, (2)110
多発性消失性白点症候群
　　(2)116
多発性単神経炎　(5)224
多発性内分泌腺腫症　(5)277
多発性脈絡膜炎　(5)392
多発性網膜過誤腫　(5)314
多発ニューロパチー　(5)286
多発脳神経障害　(5)248
打撲痕　(3)282
打撲傷　(3)124
打撲創　(3)124
多毛　(5)45, 47
ダルリンプル徴候　(3)80
ダレン・フックス斑　(2)274
単眼性眼振　(5)150
短後毛様動脈の閉塞　(2)298
炭酸ガスレーザによる焼灼
　　(3)166
短指　(5)58
タンジール病　(1)242
単純性角膜上皮欠損　(1)104
単純先天眼瞼下垂(狭義の先天眼
　　瞼下垂)　(3)50
単純糖尿病網膜症　(2)96
単純ヘルペス　(5)292
──ウイルス　(5)292
単純ヘルペスウイルス　(1)150,
　　(2)290, (3)40
単純ヘルペスウイルス結膜炎
　　(1)30
単純ヘルペス角膜炎　(1)109
単純ヘルペスウイルス眼瞼炎
　　(3)110
単純網膜症　(5)262

単性視神経萎縮　(2)390
弾性線維性仮性黄色腫　(5)329
炭疽菌　(1)143
丹毒　(3)108
蛋白分画　(2)110
弾力線維性仮性黄色腫　(2)200

## ち

チェディアック・東症候群
　(5)62
遅延型過敏反応　(3)104
チオリダジン塩酸塩による網膜障
　害　(2)261
チール・ネルゼン染色　(1)148
知覚低下　(5)326
知覚鈍麻　(5)414
致死的不整脈　(5)352
地図状萎縮　(2)186
地図状角膜炎　(1)104, 150,
　(5)292
地図状脈絡膜炎　(2)174, 276,
　(5)392
地図・点・指紋状角膜ジストロフィ
　(1)178
腟乾燥　(5)198
チック症　(3)4
知的障害　(5)47
知能障害　(5)140, 272
知能低下　(5)49
知能変化　(5)34
遅発性術後眼内炎　(1)419
チャーグ・ストラウス症候群
　(5)224
チャンドラー症候群　(1)303
中隔視神経異形成　(2)346,
　(5)83
中間部ぶどう膜炎　(5)182
中心暗点　(2)124, 206, 366,
　381, 391
中耳炎　(5)19, 41, 45, 248
注視眼振　(5)358
注視麻痺　(5)148
──側へのface turn　(5)148
中心暗点　(5)356
中心窩　(2)2, (4)10
中心窩下脈絡膜新生血管
　(5)376
中心窩の硝子体牽引　(2)206
中心窩反射消失　(2)258

中心窩無血管域　(2)66
中心視野欠損　(5)96
中心視野障害　(5)99
中心小窩　(2)2
中心静脈高カロリー輸液法
　(5)380
中心性漿液性脈絡網膜症
　(2)170, 172, 220, (5)204,
　334
中心性肥満　(5)272, 280
中心性輪紋状脈絡膜ジストロフィ
　(2)134, 302
中枢神経系の血管芽腫　(5)312
中枢神経原発悪性リンパ腫
　(5)408
中毒性視神経症　(2)378
中毒性前眼部症候群　(1)419,
　420, 422
中毒性表皮壊死症　(1)48,
　(5)294
中毒による瞳孔異常　(1)340
中脳水道背側症候群　(5)156
中脳背側症候群　(3)364
超音波生体顕微鏡　(1)361
聴覚障害　(5)28
腸管破裂　(5)56
腸球菌眼内炎　(1)420
蝶形紅斑　(2)100, (5)202
蝶形骨　(3)224
蝶形骨小翼　(3)224
蝶形骨大翼　(3)224
聴神経鞘腫　(2)256
調節障害　(5)358
調節性輻湊　(3)312
調節麻痺下屈折試験　(3)312,
　316
鳥様顔貌　(5)24, 302
聴力障害　(5)2, 10
聴力変化　(5)34
貯留嚢胞　(1)68
治療用シリコーンハイドロゲルコ
　ンタクトレンズ　(1)174
治療用ソフトコンタクトレンズ
　(1)112
チロシナーゼ　(1)344
チン小帯　(1)446
──欠損　(1)293
──断裂　(1)445
チンダル現象　(1)95

## つ

ツァイス腺　(3)2, 82, 170,
　(4)2, 22, 50
対麻痺　(5)126
通水テスト　(3)212
通年性アレルギー性結膜炎
　(1)38
ツェルベーガー症候群　(5)36
ツベルクリン反応(ツ反)
　(2)276, (5)392

## て

手足の合指/趾　(5)68
手足のしびれ　(5)224, 279,
　326
低アルブミン血症　(5)180
ティール・ビンケ角膜ジストロ
　フィ　(1)192
低カリウム血症による四肢麻痺
　(5)198
低眼圧　(2)306
低眼圧に伴う脈絡膜剥離
　(2)306
低眼圧黄斑症　(2)226
低筋緊張　(5)36
低血圧　(5)184
テイ・サックス病　(5)28
低出生体重　(5)6
低身長　(5)31, 40, 58, 332
低蛋白血症　(5)180
低比重リポ蛋白受容体　(5)32
ディフ・クイック®染色　(1)22,
　23, 30
テープテスト　(3)66
テガフール・ギメラシル・オテラ
　シルカリウム配合カプセル剤
　S-1　(5)368
滴状角膜　(1)206, 210
テクノストレス眼症　(5)364
デコリン遺伝子　(1)205
デスメ膜　(4)6
デスメ膜角膜内皮移植術
　(1)282
デスメ膜皺襞　(1)110, 141,
　153, (5)230
デスメ膜前角膜ジストロフィ
　(1)204

デスメ膜剥離　(1)266
デスメ膜剥離角膜内皮移植術
　　(1)262, 282
デスメ膜破裂　(1)262, (5)14
デスメ膜瘤　(1)112
テタニー症状　(5)279
鉄錆　(1)259
鉄錆様沈着　(2)422
鉄粉異物　(1)259
鉄片異物　(1)405
デビック病　(2)360
手袋靴下型知覚障害　(5)356
テノン嚢　(1)10, (4)4
デブリードマン　(3)126
デュアン眼球後退症候群　(5)70
デュアン症候群　(3)334, 352,
　　(5)70
テリエン辺縁角膜変性　(1)222
テルソン症候群　(2)334,
　　(5)108, 114
デルモイド　(1)76
――による巨大乳頭性結膜炎
　　(1)41
デルモイドシスト　(4)32
デレン　(1)176
転移性眼腫瘍　(5)416
転移性虹彩腫瘍　(1)314
転移性腫瘍　(2)318
転移性内因性眼内炎　(4)128
転移性脳腫瘍　(5)418
転移性脈絡膜腫瘍　(4)135
伝音性難聴　(5)45
電解質異常　(5)372
てんかん　(5)10, 50, 304, 314,
　　363
点眼薬アレルギーに伴う眼角眼瞼
　　炎　(3)93
電気眼振検査　(3)366
電気性眼炎　(1)255
典型加齢黄斑変性　(2)190
典型的視神経炎　(2)362
電撃白内障　(1)408
電車軌道様所見　(2)396
点状高信号病巣　(2)174
点状出血　(5)4
点状表層角膜炎　(1)263, (3)16
点状表層角膜症　(1)102, 168,
　　174, 180, 183, 186, 247,
　　255, (5)260, 368
点状脈絡膜内層症　(2)176

点状網膜出血　(5)262
テンシロン試験　(5)150
テンシロンテスト　(3)60, 354
伝染性軟属腫　(3)153, (4)46
伝染性軟属腫ウイルス　(3)153
点頭てんかん　(5)86
点頭発作　(3)366
テント状周辺虹彩前癒着
　　(2)272, (5)217

頭位異常　(3)334, (5)70
頭囲拡大　(5)90
頭蓋顎顔面骨形成不全　(3)239,
　　(5)68
頭蓋内圧亢進　(5)68, 116, 120
頭蓋内出血　(5)114
頭蓋内石灰化　(5)5
頭蓋内軟膜血管腫　(3)156
透過亢進型薬剤上皮欠損
　　(1)168
動眼神経　(3)372
動眼神経核　(3)350
動眼神経麻痺　(3)368
動眼神経麻痺性眼瞼下垂　(3)56
動悸　(5)274, 282
頭頸部の軟部腫瘍形成　(5)242
瞳孔縁へのアミロイド沈着
　　(1)323
瞳孔括約筋切開後　(1)336
瞳孔括約筋の断裂　(1)328
瞳孔括約筋麻痺　(5)360
瞳孔形成術後　(1)334
瞳孔欠損　(1)131
統合失調症　(5)344
瞳孔障害型動眼神経麻痺
　　(5)110
瞳孔不同　(5)78
瞳孔ブロック　(2)404
瞳孔ブロックを解除　(1)316
瞳孔偏位　(5)156
瞳孔閉鎖　(1)298
瞳孔偏位　(1)130, 131, 302,
　　332, 424, 430
瞳孔膜　(2)322
瞳孔膜遺残　(1)296
瞳孔領におけるフィブリンを形成
　　(1)420
橈骨動脈の脈拍欠如　(5)214

動静脈奇形　(2)58, 394
動静脈交差部での吻合　(5)216
動静脈交叉現象　(2)86, 92
動静脈シャント　(2)76
動静脈の交叉現象　(5)162
動静脈の白鞘化, 白線化
　　(5)386
頭振　(3)366
透析眼底　(5)184
橙赤色隆起病巣　(2)194
同側性複視　(5)266
動的隅角鏡検査　(1)348
糖尿病　(5)172, 260, 262, 264,
　　266, 268, 270, 334
――角膜症　(5)260
――乳頭症　(5)270
――による外転神経麻痺
　　(5)266
――による虚血性視神経症
　　(5)268
――による動眼神経麻痺
　　(5)264
――網膜症　(5)184, 262
糖尿病黄斑浮腫　(2)96
糖尿病角膜症　(1)182
糖尿病虹彩炎の前房蓄膿
　　(1)327
糖尿病視神経症　(2)374
糖尿病乳頭症　(2)374
糖尿病網膜視神経症　(2)374
糖尿病網膜症　(2)12, 96,
　　(4)146
頭髪の感覚異常　(5)240
頭髪のメラニン色素萎縮　(5)62
頭皮異常感覚　(5)238
頭皮欠損　(5)22
頭皮静脈拡張　(5)90
動脈炎性虚血性視神経症
　　(2)106, (5)205
動脈解離　(5)56
動脈血栓症　(5)208
動脈硬化　(5)168, 184
――症関連網膜疾患　(5)168
動脈破裂　(5)56
動脈瘤　(5)56
透明帯　(1)188
透明ゲル　(2)36
同名半盲　(5)103, 106, 120,
　　124, 418
東洋眼虫症　(1)34

動揺視　(5)88
ドーム状網膜隆起　(2)238
兎眼　(3)46, 78
兎眼角膜症　(1)267
兎眼性角膜炎　(5)142, 402
ドキシサイクリン　(2)280
トキソカラ症　(5)388
トキソプラズマIgG抗体価
　(2)286
トキソプラズマIgM抗体価
　(2)286
トキソプラズマ原虫　(2)286,
　(5)5, 382
特発性炎症性筋疾患　(5)229
特発性黄斑円孔　(2)206
特発性眼窩炎症　(3)268, 270,
　384, (4)178, (5)244
特発性虹彩囊腫　(1)301
特発性視神経炎　(2)362
特発性頭蓋内圧亢進症　(2)388
特発性の網膜静脈周囲炎
　(5)386
特発性傍中心窩網膜毛細血管拡張
　症　(2)214
特発性脈絡膜新生血管　(2)180
塗抹標本　(1)18
ドモルシア症候群　(5)83
ドライアイ　(1)52, 103, 166,
　(3)72, 178, (5)198, 284,
　300, 364, 366
ドライアイQOL質問　(1)167
トラコーマ　(3)15, 20
トランスサイレチン型家族性アミ
　ロイドポリニューロパチー
　(TTR-FAP)　(5)284
トランタス斑　(1)42
トリプシン消化標本　(4)146
ドルーゼン　(2)22, 160, 302
ドルーゼンの蓄積　(2)212
ドルーゼン様網膜色素上皮剝離
　(2)22
トロサ・ハント症候群　(3)350,
　370
豚脂様角膜後面沈着物　(2)272,
　(5)182, 217, 238, 240, 382
豚脂様の角膜後面沈着物
　(1)156
鈍的外傷　(3)124
鈍的外傷による球結膜裂傷
　(1)11

鈍的外傷による後囊破囊
　(1)407
鈍的外力による眼球の変形
　(1)332
鈍的眼外傷　(1)356

**な**

内因性眼内炎　(2)336
内因性細菌性眼内炎　(2)336
内因性真菌性眼内炎　(2)284,
　(5)380
内顆粒層　(2)4
内眼角開離　(5)66
内眼角の解離　(1)342
内眼角稗粒腫　(3)163
内眼角贅皮　(3)8, (5)19, 36,
　56
内眼手術後の瞳孔閉鎖　(1)299
内境界膜　(4)10
内境界膜下出血　(2)10
内頸動脈―眼動脈分岐部動脈瘤
　(5)110
内頸動脈狭窄症　(5)170
内頸動脈―後交通動脈分岐部動脈
　瘤　(5)110
内頸動脈の狭窄　(2)94
内斜位　(3)308
内斜視　(5)70, 266, (3)8
内耳リンパ囊腫による聴覚障害
　(5)312
内旋　(3)304
内側縦束　(3)350, 354, (5)152
――症候群　(5)122, 150
内側縦束症候群　(3)356
内束縦束吻側間質核　(3)350
内転　(3)304
内転障害　(3)334, (5)70
内転制限　(5)264
内麦粒腫　(3)82
内分泌障害　(5)286
内分泌視神経症　(2)376
内皮炎　(1)156
内皮型拒絶反応　(1)288
内方回転斜位　(3)326
内網状層　(2)4
梨子地眼底　(2)200, (5)329
軟性ドルーゼン　(2)22, 190
軟性白斑　(2)12, 88, 98
難治性潰瘍形成　(5)302

難治性吃逆　(5)126
難治性自己免疫疾患　(2)102
難治性てんかん　(5)318
軟性下疳　(5)395
軟性白斑　(5)164, 168, 262,
　343, 390
軟属腫小体　(4)46
難聴　(5)2, 19, 26, 41, 45, 66,
　99, 140, 142, 240, 326
軟部組織の石灰化　(5)302
軟部好酸性肉芽腫症　(3)272

**に**

ニーマン・ピック病　(5)29
ニキビダニ　(3)88
肉芽腫　(4)120, 122
肉芽腫性炎症　(3)84
肉芽腫性血管炎　(2)106
肉芽腫性結膜炎　(5)400
肉芽腫性前部ぶどう膜　(5)217
――炎　(5)182
肉芽腫性汎ぶどう膜炎　(2)272,
　274
肉芽組織　(1)80
二次性視神経萎縮　(2)391
二次性微小斜視　(3)332
二次性リンパ浮腫　(3)96
二重焦点眼鏡　(3)314
日光過敏　(2)100, (5)24, 202,
　332
日光網膜症　(2)410
日食網膜症　(2)410
ニボー　(1)326, 364, (2)40,
　268
乳化シリコーン　(1)365
乳癌の眼窩内転移による眼瞼下垂
　(3)65
乳児眼振　(3)366
乳児期の難治性下痢　(5)332
乳児内斜視　(3)310
乳頭黄斑神経線維障害　(2)366
乳頭黄斑線維束　(2)402
乳頭黄斑線維束の欠損　(2)384
乳頭黄斑/乳頭径比　(2)356
乳頭が膨隆　(2)353
乳頭陥凹拡大　(2)402, 404
乳頭陥凹比　(2)400
乳頭血管炎　(2)364
乳頭欠損　(2)344

乳頭腫 (1)60
乳頭周囲色素輪 (2)346
乳頭周囲脈絡網膜萎縮 (2)402, 406
乳頭周囲網膜神経線維層厚 (2)50, 370
乳頭腫脹 (2)366, 373
乳頭出血 (2)402, 404
乳頭小窩(ピット) (2)350
乳頭小窩(ピット)黄斑症候群 (2)350
乳頭上部の蒼白化 (2)358
乳頭状隆起 (1)32
乳頭蒼白 (2)362
乳頭組織 (1)6
乳頭浮腫型 (2)364
乳頭前グリア組織 (2)42
ニューロパチー (5)284
尿細管間質性腎炎の病理所見 (5)182
尿中ウロン酸排泄量 (5)45
尿・便失禁 (5)355
尿路結石 (5)277
妊娠高血圧 (2)90
妊娠高血圧症候群 (5)166
妊娠高血圧症候群網膜症 (2)90
妊娠高血圧腎症 (2)90
認知機能障害 (5)408
認知機能低下 (5)38, 124
認知症 (5)157, 358
認知障害 (5)28

**ね**

猫ひっかき病 (2)283, 366, (5)400
熱・化学外傷 (1)118, 256
熱傷 (1)256
ネットルシップ・フォール型 (2)60
ネフローゼ症候群 (5)178, 180
粘膜関連リンパ組織 (5)410
粘膜関連リンパ組織型節外性濾胞辺縁帯リンパ腫 (3)253
粘膜天疱瘡 (1)50
粘膜皮膚症状 (5)6
粘膜病変 (5)299
粘膜類天疱瘡 (3)44, (5)300
粘膜類天疱瘡に伴う異所性睫毛 (3)45

**の**

囊外固定 (1)444
脳回状脈絡網膜萎縮 (5)52
脳回状脈絡網膜萎縮症 (2)136, 304
囊拡張リング挿入水晶体囊の偏位 (1)453
囊拡張リング挿入水晶体囊の落下 (1)453
脳眼動静脈つた状血管腫症 (2)58
脳梗塞 (5)103
脳三叉神経血管腫症 (2)56
脳室内出血 (5)10
脳腫瘍に伴う神経麻痺性角膜症 (1)181
脳腫瘍による水頭症 (5)116
脳症 (5)5
膿瘍 (4)22
脳上衣下結節 (5)314
脳神経麻痺 (5)72
膿性眼脂 (5)8
膿性囊胞 (3)248
脳性麻痺 (5)10
脳動脈瘤 (5)110
囊内眼内レンズの完全脱臼 (1)452
囊内固定用分節型人工虹彩 (1)339
脳内出血 (5)106
囊内水平面形成 (1)69
脳軟膜の静脈性血管腫症 (5)318
膿囊腫 (5)412
脳膿瘍 (5)120
脳浮腫 (5)16, 120
膿疱 (5)308
囊胞状病変 (1)213
囊胞様黄斑浮腫 (2)103, 198, 204, 216, 259, 268, 272
囊胞様腔 (2)204
囊胞様変性 (2)234, 235
農薬中毒 (1)340, (5)356
脳梁欠損 (5)86
ノッチング (2)402, 404
ノリエ病 (2)146

**は**

パーキンソン病 (3)365
パーティクルの沈着 (1)392
パーキンソニズム (5)130, 157
パーキンソン病様症状 (5)60
バージャー病 (5)234
ハードコンタクトレンズ (3)54, 134
ハードコンタクトレンズの過装用 (1)191
ハーブ線 (1)123, 132
ハーラー・シャイエ症候群 (1)215, (5)44
ハーラー症候群 (5)41
肺炎球菌 (1)18
肺炎球菌結膜炎 (1)18
肺炎球菌性角膜炎 (1)136
肺過誤腫性リンパ脈管筋腫症 (5)314
肺結核 (5)392
肺高血圧 (5)210
杯細胞 (1)68, (4)4, 166
肺線維症 (5)210, 352
肺尖部空洞性病変 (5)376
胚中心 (1)74
胚中心細胞類似細胞 (4)86
梅毒血清学的検査 (2)278
梅毒血清検査 (1)190, (5)397
梅毒性角膜混濁 (1)117
梅毒性角膜実質炎 (1)190
梅毒性乾癬 (5)395
梅毒性バラ疹 (5)395
梅毒性皮疹 (5)395
梅毒性ぶどう膜炎 (2)278, (5)395
梅毒トレポネーマ (1)190, (2)278
排尿障害 (5)122, 378
排尿・排便障害 (5)348
背部痛 (5)240
培養口腔粘膜上皮移植術 (1)278
培養輪部上皮移植術 (1)278
パキコロイド (2)184
白子症 (5)62
白色滲出斑 (2)174
白色瞳孔 (2)146, 250, 288, (5)388

白色フケ様の沈着物　(1)399
白色プラーク　(1)62
白色網膜滲出斑　(5)236
白色膜様物質　(1)174
白線化　(5)236
白点状眼底　(2)168
白点状網膜炎　(2)168
白点状網膜症　(2)126, 138
拍動性眼球突出　(1)88,
　(3)246, 370
拍動性頭痛　(5)176
白内障　(5)2, 22, 24, 30, 36,
　49, 137, 279, 302, 332, 344
――の進行　(5)362
白内障核硬度　(1)378
白内障手術後の瞳孔閉鎖
　(1)299
白内障術後細菌性眼内炎
　(2)338
白内障術後の水疱性角膜症
　(1)432
白内障の基本病型　(1)372
白内障の副病型　(1)375
白髪　(5)238, 240, 302
白斑　(2)12, (5)66
白斑症候群　(2)176, 178
白皮症　(1)344
麦粒腫　(3)82, (4)22
はしか　(1)160
橋本病　(1)238, (3)376,
　(5)274
バスクリン角膜症　(1)168
バセドウ病　(1)238, (2)376,
　(3)376, (4)204, (5)274
蜂の巣状混濁　(1)193
バチルス角膜炎　(1)143
発育不全　(5)6
発育不良　(5)49
発汗過多　(5)282
発汗低下　(5)78
発汗の増加　(5)362
白血球減少　(5)358
白血球増多　(5)120
白血病　(5)19, 194
――網膜症　(5)194
白血病網膜症　(2)109
バックル感染　(1)35
バックル材料　(1)87
発声障害　(5)49
発達障害　(5)19, 254

発達遅滞　(5)22, 90
発達白内障　(1)380, 388,
　(5)19
発達発育不全　(5)5
パッチテスト　(3)37, 104
ハッチンソン3徴候　(5)6, 395
ハッチンソン徴候　(1)157,
　190, 240, (5)290
ハッチンソンの法則　(3)112
バッテン病　(5)38
発熱　(5)12, 120, 182, 194,
　205, 212, 224, 226, 299,
　360, 372, 398, 400
パトウ症候群　(5)22
――の小眼球・小角膜　(5)23
――の多指・合指症　(5)23
ハドソン・ステーリ線　(1)245,
　250, 251
花火外傷　(3)122
歯の発育障害　(5)279
羽ばたき振戦　(1)254
バビンスキー徴候陽性　(5)122
波面収差計　(3)180
パラガングリオーマ　(5)282
原田病　(1)318
パラミクソウイルス　(1)160
バリア機能　(1)110
ハリケーン角膜症　(1)168
ハリケーン状上皮障害　(5)368
パリノー眼腺症候群　(5)400
パリノー症候群　(3)364,
　(5)156
バルデー・ビードル症候群
　(5)272
バレー・ジェロルド症候群
　(5)332
破裂脳動脈瘤　(5)110
パロー徴候　(5)6
半側網膜中心静脈閉塞症　(2)72
半月体形成腎炎　(5)220
瘢痕性角結膜疾患　(1)12
瘢痕性角結膜上皮症　(5)158
瘢痕性眼瞼外反　(3)34
瘢痕性眼瞼内反　(3)20, 28
反射性瞬目　(3)4
斑状出血　(2)110
斑状角膜ジストロフィ　(1)196,
　(4)112
斑状網膜下浸潤　(5)408
斑状網膜出血　(5)262

ハンセル染色　(1)38
ハンセン病　(5)402
ハンター症候群　(5)45
パンヌス　(1)244
反応性関節炎　(5)232
反応性充血　(5)346
反復性中耳炎　(5)45, 47
反応性リンパ過形成　(1)72
反復性の角膜びらん　(1)267
汎ぶどう膜炎　(1)326,
　(2)288
汎ぶどう膜炎を伴う多巣性脈絡膜
　炎　(2)178
ハンモック瞳孔　(1)430

**ひ**

ヒアリン様物質　(2)353
ヒアルロン酸　(2)36, 330
ビール樽様胸郭　(5)48
鼻下・下方コーヌス　(2)348
皮角　(3)151, (4)36
皮下静脈の透見　(5)56
皮下石灰沈着　(5)210
非化膿性頸部リンパ節腫脹
　(5)12
ビガバトリン　(5)363
光過敏　(5)176
光受容体　(2)6
光による傷害　(3)120
非感染性強膜炎　(1)92
非乾酪性肉芽腫　(4)124,
　(5)217
非乾酪性類上皮細胞肉芽腫
　(5)252
ピギーバック後房眼内レンズ
　(1)440
非屈折性調節性内斜視　(3)314
非結核性抗酸菌症　(5)336
肥厚性硬膜炎　(5)248
非交通性水頭症　(5)116
鼻骨上顎縫合　(3)144
膝関節の拘縮　(5)45
肘関節の拘縮　(5)45
皮脂腺　(3)82
皮質下出血　(5)106
皮質白内障　(1)372
鼻出血　(5)414
非症候群性頭蓋縫合早期癒合症
　(5)68

非症候群性頭蓋縫合早期癒着症
　(3)239
微小斜視　(3)332
微小囊胞　(1)110, 186
皮疹　(5)395
非侵襲的マイボグラフィ
　(3)100
ヒスタミン　(1)8
鼻性視神経症　(2)372, (5)222
鼻尖の紅斑　(5)308
非対称固定　(1)444
ビタミンAサイクル抑制薬
　(2)154
ビタミンB₁₂欠乏　(5)348
ビッカースタッフ脳幹脳炎
　(5)146, 155
ひっぱり試験　(3)380
非定型抗酸菌性角膜炎　(1)148
非動脈炎性前部虚血性視神経症
　(5)268
非特異的大型血管炎　(2)80
非特異的網脈絡膜萎縮　(2)140
ヒトデ状色素線条　(2)200
ヒト乳頭腫ウイルス　(3)152
ヒトパピローマウイルス
　(1)60, (4)38, 74, 82, 84
ヒト免疫不全ウイルス　(5)404
ヒドロキシクロロキン　(2)100,
　(5)338, 340
——による副作用　(5)204
ヒドロキシクロロキン硫酸塩
　(1)248
ヒドロキシクロロキン網膜症
　(2)258
鼻内視鏡検査　(3)180
非肉芽腫性虹彩毛様体炎　(5)80
皮膚エリテマトーデス　(2)258
皮膚エリテマトーデス(CLE)
　(5)338, 340
皮膚炎　(5)222
皮膚過伸展性　(5)56
皮膚乾燥　(5)198
皮膚筋炎　(5)229
皮膚乳頭腫　(3)150
皮膚粘膜疾患　(5)294
皮膚粘膜病変　(5)232
皮膚の萎縮　(5)302
皮膚の異常　(5)279
皮膚の硬化　(5)302
皮膚の脆弱性　(5)56

皮膚のメラニン色素萎縮　(5)62
皮膚バイオプシー　(2)201
皮膚白斑　(5)238, 240, 314
飛蚊症　(2)36, 78, 120, 124,
　326, 330, (5)386, 408
飛沫細胞　(3)158
ひまわり状白内障　(1)254, 391
肥満　(5)272
びまん性萎縮病変　(2)240
びまん性角膜実質炎　(5)6
びまん性細動脈狭細　(2)92,
　(5)168
びまん性スリガラス状角膜実質混
　濁　(1)233
びまん性大細胞型B細胞性リンパ
　腫　(5)370, 408
びまん性大細胞性B細胞リンパ腫
　(2)296
びまん性非特異性炎症疾患
　(5)250
びまん性皮膚硬化型全身性強皮症
　(5)210
皮様脂肪腫　(1)16, 17
皮様囊腫　(3)144
皮様囊胞　(4)32
標的黄斑症　(2)258, (5)38
標的黄斑病巣　(2)130
病的近視　(2)14, 224
病的近視による網脈絡膜萎縮
　(2)25
病的骨折　(5)277
病的な前囊収縮　(1)411
表皮囊胞　(3)164, (4)34
表皮ブドウ球菌　(1)22, 134,
　(2)340
豹紋状　(2)26
日和見感染菌　(1)140
びらん　(5)294
びらん発作　(1)178
鼻瘤　(1)86, (5)308
稗粒腫　(3)162
非淋菌性尿道炎　(5)232
鼻涙管　(4)18
鼻涙管狭窄・閉塞　(3)212
鼻涙管原基　(3)192
鼻涙管閉塞　(5)19, 222
ヒルシュベルク試験　(3)310
ヒルシュベルク法　(3)320
非裂孔原性網膜剥離　(2)18,
　228

ピロカルピン塩酸塩　(5)362
ピロカルピン点眼試験　(1)328
頻回交換型ソフトコンタクトレン
　ズ　(1)140, 164
貧血　(5)188, 194, 358
——網膜症　(5)188
貧血網膜症　(2)108
ピンチ(Pinch)テスト　(3)22,
　32, 37
頻脈　(5)274, 346

ふ

ファイファー症候群　(5)68
ファブリー病　(1)232, (2)112,
　(5)30, 178
不安　(5)346
不安感　(5)279, 282
ファンギフローラY®染色
　(1)144, 146
ファンコーニ症候群　(5)31
ファンデルヘーヴェ症候群
　(1)96
フィッシャー症候群　(3)362,
　(5)155
フィブリノイド壊死　(2)104,
　300, (5)212
フィブリン形成　(1)364, 420
フィブリン析出　(2)170, 338,
　(5)230, 236
フィブリンの析出　(1)331
フィブリン反応　(1)366
フィラー　(3)136
風疹ウイルス　(5)2
風疹白内障　(5)2
風疹網膜症　(5)2
封入体結膜炎　(1)12
封入囊胞　(1)68
フェリー線　(1)250
フォヴィル症候群　(5)103
フォークト・小柳・原田病
　(1)318, 358, (2)172, 270,
　(5)238
——における両眼性の虹彩後癒着
　(1)311
フォークトの角膜輪部柵
　(1)118
フォビーユ症候群　(5)148
フォッシウス輪　(1)328, 406
フォルシウス・エリクソン型

(2)60
不穏　(5)279
フォンヒッペル病　(2)394
フォンヒッペル・リンダウ症候群
　(2)54, 252
フォンヒッペル・リンダウ病
　(5)312
フォン・レックリングハウゼン病
　(2)50, 256, (3)160, 262,
　(4)198
負荷瞬目テスト　(3)72, (5)130
不機嫌　(5)90, 279
吹き抜け骨折　(3)274
副睾丸炎　(5)236
副交感神経系亢進症状　(5)356
副甲状腺機能亢進症　(5)277
副甲状腺機能低下症　(5)279
複合母斑　(3)146, (4)30
伏在眼球　(3)234
複視　(5)82, 88, 135, 154,
　364, 410
副腎白質ジストロフィ　(5)34
副腎皮質刺激ホルモン　(5)280
副腎皮質ステロイド(薬)
　(5)334
副腎皮質ホルモンによる治療
　(2)368
腹水　(5)286
腹痛　(5)277, 279, 362
フグ毒　(1)341
副鼻腔悪性腫瘍　(5)414
副鼻腔炎　(3)244, (5)222, 248
副鼻腔炎の眼窩内進展　(3)249
副鼻腔粘液囊胞　(3)248,
　(5)412
副鼻腔囊胞　(5)412
腹部の挟圧外傷　(5)174
腹部のしびれ　(5)279
副涙腺　(3)2, (4)4, 16
副涙腺囊胞　(4)72
副涙点　(3)190
ふくろうの目　(4)126
ブサカ結節　(1)324
フザリウム属　(1)146
フザリウムによる真菌性角膜炎
　(1)147
ブジー(拡張器)　(3)294
ブジーテスト　(3)66
浮腫　(2)16
浮腫性網膜混濁　(2)416

不整形アメーバ様病巣　(1)142
不整な瞳孔縁　(1)323
不整脈　(5)279, 346
不正乱視　(1)216, 222, 246
不全型フィッシャー症候群
　(5)146
二重まぶた手術　(3)140
フックス角膜内皮ジストロフィ
　(1)206, 210, (4)114
フックス虹彩異色性虹彩毛様体炎
　(1)304, 324, 356
フックス斑　(2)240
匐行性角膜潰瘍　(1)136
腹壁脂肪生検　(2)328
ブドウ球菌性角膜炎　(1)134
ブドウ球菌性眼瞼炎　(3)114
ブドウ球菌性眼瞼結膜炎　(1)22
ぶどう膜　(4)8
ぶどう膜炎　(2)104, (5)226,
　366, 388
ぶどう膜炎後に生じた瞳孔閉鎖
　(1)299
ぶどう膜炎に伴い生じたフィブリ
　ン析出　(1)366
ぶどう膜炎の毛様充血　(1)3
ぶどう膜が透見　(1)99
ぶどう膜欠損　(1)292
ぶどう膜リンパ腫　(2)296,
　(4)160
部分人工虹彩　(1)335
部分調節性内斜視　(3)316
不眠症　(5)346
フュージャーI法　(3)124
プラーク　(3)172
フライシャー輪　(1)216, 250
ブラウン症候群　(3)380
プラスミノーゲン欠損症　(1)84
ふらつき　(5)116, 326
ふらつき感　(5)154
プラトー虹彩　(1)306, 354,
　361, (2)404
プラトー虹彩形態　(1)361
プラトー虹彩症候群　(1)361
プラトー虹彩緑内障　(1)361
フランソワ角膜ジストロフィ
　(1)200
振子眼振　(3)366
振子様眼振　(5)64, 358
フリクテン　(1)44
プリズム眼鏡　(3)320, 324

プリズム遮閉試験　(3)310, 324
ブルーフリーフィルター
　(1)170
フルオレセイン染色　(1)170
プルチェル網膜症　(2)419,
　(5)174
ブルッフ膜　(2)26, (4)8
ブルッフ膜の断裂　(5)329
ブルヌヴィーユ・プリングル病
　(2)52, (5)314
ブルンス眼振　(3)366
プレート型分節型多焦点IOLの偏
　位　(1)443
フレクスナー・ヴィンテルシュタ
　イナー型ロゼット　(4)162
プロスタグランジン製剤による
　虹彩変化　(1)346
ブロッホ・ズルツベルガー症候群
　(5)304
プロテオグリカン　(1)196
プロワツェク小体　(1)33
分子標的薬　(5)372
粉状角膜　(1)204
分層黄斑円孔　(2)206, 208, 210
分泌型ムチン　(3)178
分娩時外傷　(1)262, (5)14
分離　(2)16
分離腫　(1)76
分離性上下偏位　(3)330
粉瘤　(3)164, (4)34

閉瞼障害　(5)72
閉塞隅角緑内障　(5)10
閉塞性血管炎　(5)236
閉塞性血栓血管炎　(5)234
閉塞性呼吸障害　(5)41, 42, 44
閉塞性無呼吸　(5)19
併発白内障　(1)380, (5)80
ペータース異常　(1)122, 126,
　128
ペータースプラス症候群
　(1)128
β-Dグルカン値　(2)284
ベーチェット病　(1)358,
　(2)268, (5)236
——の前房蓄膿　(1)327
ベール状硝子体混濁　(2)296
ヘス赤緑試験　(3)64, 274, 278,

304, 342
ベスト病　(2)156
ヘテロフォリア法　(3)314
ペニシリン感受性肺炎球菌
　(1)18
ペニシリン結合蛋白　(1)20
ペニシリン耐性肺炎球菌
　(1)18, 23
ベネディクト症候群　(5)103
ヘミデスモソーム　(1)178
ヘモグロビン(Hb)濃度　(5)188
ベラドンナアルカロイド
　(1)341
ヘリオトロープ疹　(5)229
ヘリングの法則　(3)6, 80, 304
ペルーシド辺縁角膜変性
　(1)210, 220
ペルオキシソーム形成異常症
　(5)36
ヘルテル眼球突出計検査
　(3)22, 64
ヘルペス角膜炎　(4)97
ヘルペス角膜炎後の角膜白斑
　(1)117
ヘルペス角膜炎後の混濁に対する
　DALK　(1)277
ヘルペス性ぶどう膜炎　(1)276,
　310
――における虹彩後癒着
　(1)311
ベル麻痺　(2)280
ヘルマンスキー・パドラック症候
　群　(5)62
ヘロイン　(1)341
ベロケイ小体　(4)200
変異トランスサイレチン
　(2)328
辺縁部　(2)400
片眼遮閉後に発症する急性共同性
　内斜視　(3)346
片眼の内転制限　(5)150
片頭痛　(5)176
片側顔面けいれん　(3)76,
　(5)134
変視症　(2)122
便秘　(5)277, 279
扁平角膜　(1)124
扁平コンジローマ　(5)395
扁平上皮化生　(4)66
扁平上皮癌　(1)62, (3)172,

(4)52
片麻痺　(5)103, 106, 408
ヘンレ(Henle)線維　(2)6
ヘンレ(Henle)線維層　(2)2
ヘンレの陰窩　(4)4, 70

**ほ**

傍血管色素変性　(5)256
縫合糸感染　(1)274
放射状角膜神経炎　(1)164
放射線角膜症　(1)118
放射線視神経症　(2)381
放射線障害　(1)263
放射線網膜症　(2)414
胞状・漿液性の網膜剥離
　(5)164
胞状全剥離　(2)354
胞状網膜剥離　(5)180, 184
房水循環仮説　(2)39
蜂巣型横紋筋肉腫　(4)196
傍正中橋網様体　(3)350,
　(5)152
縫着固定　(1)448
傍中心暗点　(2)84
傍中心窩血管拡張型　(2)214
ポートワイン母斑　(2)56
泡沫細胞　(4)44
泡沫細胞緑内障　(1)356
ボウマン層　(4)6
ボウマン層消失　(1)235
膨隆虹彩　(1)312, (5)230
ポートワイン斑　(1)133
ポートワイン母斑　(5)318
歩行失調　(5)101
歩行障害　(5)34, 348, 378
母子感染症　(5)4
ポスナー・シュロスマン症候群
　(1)159, 356, 358, (2)232
母体風疹感染　(5)2
発疹　(5)372
発疹期　(1)160
ボツリヌス菌　(1)341
ボツリヌス毒素注射　(3)68, 72
ポテトデキストロース培地
　(1)144
母斑　(1)64
母斑細胞性母斑　(3)146
母斑細胞母斑　(4)30
母斑内のメラニン色素　(1)313

ホモシスチン尿症　(1)390,
　400, (5)50
ポリアクリルアミド　(3)138
ポリープ状病巣　(2)194
ポリープ状脈絡膜血管症
　(2)194, 198, (4)152, 156
ポリープ状脈絡膜血管症の診断基
　準　(2)194
ポリープ状毛細血管腫　(3)86
ポリメチルメタクリレート
　(1)460
ホルネル症候群　(3)58, (5)144
ボレリア感染症　(3)118
ボレリア属　(2)280
ボンネット徴候　(5)168
本態性眼瞼けいれん　(3)72,
　(5)130
本態性高血圧　(5)162
本態性乳児内斜視　(3)310

**ま**

マーカスガン下顎眼瞼連合運動症
　候群　(3)70, (5)76
マーカスガン現象　(3)338
マーカスガン現象陽性先天性眼瞼
　下垂　(3)71, (5)76
マーカスガン症候群　(3)70,
　(5)76
マイコバクテリウム・アビウムコ
　ンプレックス(MAC)症
　(5)336
マイトマイシンC(MMC)点眼
　(1)100
マイトマイシンCの術中塗布
　(1)54
マイトマイシンC併用線維柱帯切
　除術後　(1)36
マイバム　(3)102
マイボーム腺　(3)2, 42, 44, 82,
　170, (4)2, 22, 24, 26, 50
マイボーム腺炎　(1)231,
　(5)198
マイボーム腺関連角結膜炎(フリ
　クテン型)　(1)187
マイボーム腺機能不全(MGD)
　(3)90, 100, 115
マイボーム腺梗塞　(4)26
マイボーム腺嚢胞　(4)28
マイボーム腺の脱落　(1)48

マイボラインの不整　(1)52
マイヤーリング　(1)218
マイラゲル　(3)292
マイラゲル®　(1)35, 87
膜性増殖性糸球体腎炎　(5)178
膜性鼻涙管　(3)212
膜白内障　(1)380, 392
マクログロブリン血症　(5)192
麻疹角膜炎　(1)160
マダニ　(2)280
マダニ刺咬部　(5)398
マッキューン・オルブライト症候群　(5)82
末梢血管抵抗　(2)92
末梢血好酸球分画増加　(5)242
末梢神経炎　(5)198
末梢神経障害　(5)99, 284
マッソントリクローム染色　(1)194
麻痺症状　(3)370
麻痺性眼瞼外反　(3)40
麻痺性散瞳　(1)335
麻痺性斜視　(3)342
麻痺性兎眼　(3)78
麻痺側への顔まわし　(5)266
マリオット盲点拡大　(5)116, 118, 376, 418
マリオット盲点の拡大　(2)364, 384, 388, 393
マルケサニ症候群　(1)400
マルファン症候群　(1)218, 390, 400, (5)54
──による水晶体偏位　(1)403
──様眼症状　(5)50
──様体型　(5)50
マロトー・ラミー症候群　(5)47
満月様顔貌　(5)280, 334
慢性気管支炎　(5)198
慢性虹彩毛様体炎　(5)402
慢性甲状腺炎　(1)238, (5)198
慢性硬膜下血腫　(5)112
慢性骨髄性白血病　(5)194
慢性骨髄増殖性疾患　(5)190
慢性進行性外眼筋麻痺　(5)140, 142
慢性進行性外眼筋麻痺　(3)62, 386
慢性腎障害　(5)272
慢性腎臓病　(5)164
慢性腎不全　(5)178, 184

慢性閉塞隅角緑内障における虹彩後癒着　(1)311
慢性涙嚢炎　(3)23, 202, (4)166
慢性的な視力低下　(5)172
マントル細胞リンパ腫　(1)75

**み**

ミエロペルオキシダーゼ　(2)104
ミオトニア　(5)137
ミオパチー　(5)99, 142
味覚障害　(5)346
ミクリッツ病　(3)384, (4)182, (5)244
未熟児網膜症　(2)62, 66, (4)142, (5)10
未熟児網膜症国際分類　(2)62
みずいぼ　(3)153
水尾・中村現象　(2)144, 164
三田式万件計　(3)236
ミトコンドリア遺伝子　(3)62
ミトコンドリア遺伝子の点変異　(2)382
ミトコンドリア脳筋症　(5)142
ミトコンドリア病　(5)140
ミトコンドリア変異　(5)96
ミトコンドリアミオパチー脳筋症　(3)386
未破裂脳動脈瘤　(5)110
ミヤール・ギュブレル症候群　(5)148
脈管奇形　(4)192
脈なし病　(5)214
脈絡膜　(4)8
脈絡膜悪性黒色腫　(2)34, (4)132
脈絡膜血管腫　(2)56, (5)318
脈絡膜欠損　(1)293
脈絡膜外腔　(2)306
脈絡膜外腔出血　(2)10
脈絡膜血管腫　(2)34, 312
脈絡膜血管透過性亢進　(2)196, 218
脈絡膜血管由来の新生血管　(2)198
脈絡膜結節　(2)256
脈絡膜欠損　(2)266
脈絡膜骨腫　(2)34, 314
脈絡膜コロボーマ　(2)350

脈絡膜循環障害　(2)300
脈絡膜新生血管　(2)176, 190, 212, 220, 222, (5)238, 240, 286, 329
脈絡膜動脈閉塞　(2)298
脈絡膜肉芽腫　(5)217
脈絡膜の血管透見　(5)62
脈絡膜の高輝度斑状病変　(5)322
脈絡膜の正常所見　(2)26
脈絡膜の菲薄化　(2)32
脈絡膜の隆起　(2)34
脈絡膜剥離　(2)306, (5)238, 240
脈絡膜肥厚　(2)30, 218, (5)286
脈絡膜母斑　(2)34, 310, (5)310
脈絡膜メラノーマ　(4)132
脈絡膜毛細血管板　(4)8
脈絡膜紋理　(2)218
脈絡毛細血管板　(2)26
脈絡網膜萎縮　(2)234, (5)52
脈絡網膜炎　(5)380
脈絡網膜皺襞　(2)226
脈絡網膜変性　(2)234, 235
三宅病　(2)162
ミュア・トール症候群 164, 170
ミュラー筋機能不全　(3)58
ミュラー細胞　(2)244, (4)10
ミュンヒハウゼン症候群　(1)264, (5)158
──によるアルカリ外傷　(1)265
ミルキー白内障　(1)383

**む**

無眼球　(3)228
無眼球症　(5)22
無灌流領域　(2)96
無血管野　(2)78, (5)386
無虹彩　(5)92
無虹彩症　(1)118, 184, 294
──に伴う黄斑低形成　(1)295
ムコール　(3)266
無呼吸　(5)88
──発作　(5)68
ムコ脂質症　(2)112, (5)40
ムコ多糖症　(1)233, (2)112

ムコ多糖症IH/IS型　(5)44
ムコ多糖症IH型　(5)41
ムコ多糖症III型　(5)47
ムコ多糖症II型　(5)45
ムコ多糖症IS型　(5)42
ムコ多糖症IV型　(5)47
ムコ多糖症VII型　(5)47
ムコ多糖症VI型　(5)47
ムコリピドーシス　(5)40
霧視　(2)114, 120, 122, 1240
　(5)336, 346, 356, 364, 408
無色素性悪性黒色腫　(2)316
無色素網膜色素変性　(2)126
無痛性リンパ節腫脹　(5)395

メージュ症候群　(3)72, (5)130
メースマン角膜ジストロフィ
　(1)186, 248
メースマン角膜上皮ジストロフィ
　(1)178
メタノール中毒　(5)350
メチシリン耐性黄色ブドウ球菌
　(1)23
メチシリン耐性表皮ブドウ球菌
　(1)23
メチシリン耐性ブドウ球菌
　(1)134
メチルアルコール　(2)380
メトトレキサート関連リンパ増殖
　性疾患　(5)370
目の不快感　(5)132
メビウス症候群　(3)336, (5)72
めまい　(5)88, 103, 106, 116,
　192, 238
めまい感　(5)154
メマトイ　(1)34
メラニン合成が低下　(2)60,
　(5)64
メラニン産生の異常　(5)62
メラノーマ　(1)313
メラノーマ関連網膜症　(2)114,
　(5)246
メラノサイト　(1)95, (4)8, 122
メラノサイトーシスに伴う緑内障
　(1)356
メラノサイトーマ　(1)313
メラノファージ　(4)78, 80
メルセブルクの3徴　(5)274

メルケル細胞癌　(3)174, (4)54
メルケル細胞ポリオーマウイルス
　(3)174
免疫回復ぶどう膜炎　(2)292,
　(5)404
免疫関連有害事象　(5)366
免疫グロブリン　(1)236
──の沈着所見　(1)50
免疫グロブリン遺伝子再構成
　(4)188
免疫クロマトグラフィ法　(1)12
免疫チェックポイント阻害薬
　(5)366
綿花様白斑　(2)70, 103, 262,
　419, (5)174, 202, 229

蒙古斑　(5)45
毛細血管拡張　(5)210, 214,
　308, 386
──性運動失調症　(5)101
毛細血管奇形　(3)156, (5)318
毛細血管腫　(1)82, (2)394
毛細血管蛇行所見　(2)382
網細血管脱落　(2)96
毛細血管閉塞　(2)94
毛細血管瘤　(2)94, (4)146,
　(5)166, 214, 386
盲中心暗点　(2)366
盲点中心暗点　(2)384, 391,
　(5)99, 350
毛嚢炎様皮疹　(5)236
毛嚢虫性眼瞼縁炎　(3)88
毛髪の異常　(5)279, 332
毛包虫　(3)88
毛母腫　(4)42
網膜　(4)10
網膜異形成　(5)22
網膜萎縮　(2)24
網膜異常対応　(3)332
網膜円孔　(2)230
網膜外層障害　(5)246
網膜外層の微小欠損　(2)410
網膜海綿状血管腫　(2)252
網膜下液の可動性　(2)308
網膜下液の粘稠度　(2)308
網膜格子状変性　(2)233
網膜過誤腫　(2)254, (5)326
網膜芽細胞腫　(2)250, 254,

　(4)162
網膜下索状物　(2)236
網膜下索状病変　(5)238, 240
網膜下出血　(2)10
網膜下出血の器質化　(2)334
網膜下膿瘍　(2)336
網膜下播種　(2)250
網膜下の散在性白斑　(5)238
網膜グリア　(2)52
網膜血管炎　(2)103, 276,
　(5)217, 392, 395
網膜血管芽腫　(2)252
網膜血管狭細化　(5)166
網膜血管腫　(2)54, 252,
　(5)312
網膜血管腫状増殖　(4)152
網膜血管新生　(2)90
網膜血管増殖性腫瘍　(2)252
網膜血管透過性亢進　(2)96
網膜血管の拡張　(5)190, 304
網膜血管の狭窄　(5)168
網膜血管の形成不全　(5)254
網膜血管の蛇行　(5)304
網膜血管の発育不全　(5)10
網膜血管の壁反射亢進　(5)168
網膜血管閉塞　(5)212, 236
網膜血管由来の新生血管
　(2)198
網膜牽引　(2)47
網膜光凝固術　(2)78
網膜格子状変性　(2)235
網膜細小血管障害　(2)96
網膜細動脈の拡張・蛇行
　(5)164
網膜細動脈硬化症　(2)92
網膜細動脈の狭細化　(2)88, 92,
　(5)164
網膜細動脈の出血　(5)164
網膜細動脈瘤　(2)40, 82
網膜細胞腫　(2)250
網膜色素萎縮　(5)62
網膜色素上皮　(2)6, 34, (4)10
網膜色素上皮細胞　(4)150
網膜色素上皮障害　(2)261,
　(5)334
網膜色素上皮の過形成　(5)238,
　240
網膜色素上皮剥離　(2)20, 192,
　212, 310, (5)202
網膜色素上皮裂孔　(2)212

網膜色素上皮肥大　(2)49
網膜色素線条　(2)200, (5)56,
　329
網膜色素変性　(2)126, 132,
　(4)150, (5)24, 36, 41, 42,
　44, 45, 47, 140, 272
網膜色素変性症　(2)144
網膜周辺部類囊胞変性　(2)238
網膜出血　(2)10, 92, (5)16,
　114, 166, 174, 194, 212,
　229, 236, 286, 343, 390, 404
──による視力低下　(5)312
網膜循環障害　(2)84
網膜症　(5)344
網膜硝子体界面　(2)4
網膜硝子体出血　(2)78, (5)386
網膜硝子体癒着　(2)233
網膜静脈周囲炎　(2)78
網膜静脈の拡張　(2)364
網膜静脈の拡張蛇行　(5)190
網膜静脈の数珠状拡張や蛇行
　(5)192
網膜静脈の白鞘化　(2)364
網膜静脈のソーセージ様変化
　(2)110
網膜静脈分枝閉塞　(2)74
網膜静脈閉塞症　(2)40, (5)190
網膜神経線維腫　(2)256
網膜神経線維層　(2)2, 4
網膜神経線維層欠損　(2)358,
　402, 404, (4)224
網膜滲出　(5)254, 304
──斑　(5)229
──病巣　(5)380
網膜新生血管　(2)74, (4)148,
　(5)262, 304
網膜震盪(症)　(2)18, 416
網膜性視神経萎縮　(2)392
網膜星状細胞腫　(2)254
網膜全剥離　(2)76
網膜前膜　(4)158, (5)326
網膜層状構造　(2)2
網膜打撲壊死　(2)416
網膜中心静脈閉塞(症)　(2)12,
　72
網膜中心静脈閉塞症　(5)208
網膜中心動脈閉塞　(2)68
網膜中心動脈(分枝)閉塞症
　(5)176
網膜中心動脈閉塞症　(5)168,

208, 214
網膜電図異常　(5)246
網膜電図律動様小波頂点潜時の延
　長　(2)374
網膜動脈分枝閉塞　(2)70
網膜動脈分枝閉塞症　(5)168
網膜動脈閉塞症　(5)30, 168,
　190, 234
網膜内血管腫状増殖　(2)198,
　204
網膜内白色病巣　(2)82
網膜の軽度浮腫　(5)180
網膜の耐容線量　(2)414
網膜の地図状の萎縮　(2)296
網膜白濁　(2)84
網膜白斑　(5)166
網膜剥離　(2)18, 354, (5)50,
　54, 56
網膜剥離術後の強膜軟化症
　(1)99
網膜剥離用のバックル素材
　(3)292
網膜ひだ　(2)47
網膜復位術　(2)78
網膜浮腫　(2)76, 88, (5)164,
　240, 286
網膜ぶどう膜炎　(5)236
網膜分離　(5)16
網膜分離症　(2)148, 244, 354
網膜分離症様変化　(2)351
網膜への顆粒付着　(5)378
網膜片頭痛　(5)176
網膜膨化　(5)164
網膜前出血　(2)10, 40, 332
網膜無灌流領域　(2)72
網膜無色　(2)254
網膜無色素斑　(5)314
網膜有髄神経線維　(2)46
網膜裂孔　(2)228, 235
網膜裂孔端のローリング
　(2)236
網脈絡膜萎縮　(2)118, 132,
　(5)217
網脈絡膜炎　(2)278, (5)4, 5,
　400
網脈絡膜血管病変による視力低下
　(5)184
網脈絡膜欠損様変化　(5)86
網脈絡膜滲出病変　(5)400
網脈絡膜肉芽腫　(5)392

網脈絡膜変性　(5)38
網脈絡膜ラクーナ　(5)86
毛様細胞性星細胞腫　(2)395
毛様充血　(1)2, 109, 163, 329,
　395, (5)238, 240, 355, 380
毛様体　(4)8
毛様体炎膜　(1)394
毛様体解離　(1)329, 332, 354
毛様体色素上皮　(4)8
毛様体帯　(1)348
毛様体突起扁平化　(1)309
毛様体脈絡膜剥離　(1)309
毛様体無色素上皮　(4)8
毛様体裂孔　(2)232
燃え尽きた網膜症　(5)186
モーレン潰瘍　(1)226
モーレン角膜潰瘍　(1)107,
　108, 224
モザイク眼底　(5)64
モザイク状混濁　(1)201
戻り運動　(3)332
モラクセラ角膜炎　(1)142
モルガーニ白内障　(1)392
モルキオ症候群　(5)47
モル腺　(3)2, 82, (4)2, 22
モルヒネ　(1)341
モントゴメリー腺　(3)170
紋理眼底　(2)240

薬剤感受性試験　(1)18
薬剤性SPK　(1)103
薬剤性眼瞼けいれん　(3)74,
　(5)132
薬剤性眼瞼皮膚炎　(3)104
薬剤毒性角膜症　(1)168
薬剤リンパ球刺激試験　(5)299
夜盲　(2)114, 136, 138, 140,
　142, 164, 303, (5)52
ヤング・シンプソン症候群
　(3)48

有棘細胞癌　(3)154
有機リン　(1)340, (5)356
有機リン系化合物　(1)340
有水晶体眼での膨隆虹彩
　(1)312

有水晶体眼内レンズ(虹彩支持型)
　(1)433
有水晶体眼内レンズ(後房型)
　(1)434
遊走性血栓性静脈炎　(5)234
遊走性紅斑　(2)280, (5)398
有痛性外眼筋麻痺　(3)370
有痛性結節　(1)229
夕焼け眼底　(1)342, (2)274
夕焼け状眼底　(5)66, 238, 240
雪玉状硝子体混濁　(2)272,
　284, 336, (5)217, 380
癒合ドルーゼン　(2)22
揺さぶられっ子症候群　(5)16
油性脂漏　(1)85

**よ**

腰椎椎体の卵円化　(5)45
羊膜移植術後　(1)285
抑うつ　(5)362
翼状片　(1)54, (4)68
──にみられたストッカー線
　(1)251
抑制暗転　(3)332

**ら**

らい菌　(5)402
ライス・バックラーズ角膜ジスト
　ロフィ　(1)192
ライソゾーム病　(1)232, 233,
　(5)30, 38
ライソゾーム蓄積症　(5)28
ライター症候群　(5)232
ライム病　(2)280, (5)398
ライリー・デイ症候群　(1)180
落屑性紅斑　(5)296
落屑様角膜上皮症　(1)43
落屑症候群　(1)356, 396, 398,
　446
──に認められたIOL脱臼
　(1)447
──による水晶体脱臼　(1)403
落屑物質　(1)399
落屑緑内障　(1)356
落陽現象　(5)90
ラケット状暗点　(2)381
ラパデリノ症候群　(5)332
卵黄期　(2)156

卵黄状黄斑ジストロフィ
　(2)156
ランセット型グラム陽性双球菌
　(1)136
卵巣機能低下　(5)49

**り**

リウマチ性角膜潰瘍　(1)226
リウマチ性疾患　(2)103
リウマトイド因子　(2)282
リオラン筋　(4)2
リカバリン　(2)114
離眼症状　(5)68
リグニアス結膜炎　(1)84
リサミングリーン染色　(1)83,
　166, 170
リソソーム蓄積症　(2)112
リッシュ結節　(1)315, (3)160,
　(5)322
律動眼振　(3)366
リッドワイパー上皮症　(1)103,
　170
リネゾリド　(2)380
リポデルモイド　(1)77
リム菲薄化　(2)402, 404
流行性角結膜炎　(1)12, 13, 26
──の充血　(1)3
粒状混濁　(1)205
流涎　(5)355
流涙　(5)290, 346
──を伴った視力低下　(5)372
流涙症に伴う眼角眼瞼炎　(3)93
両下肢痙性不全麻痺　(5)378
両眼視神経萎縮　(5)99
両眼視神経乳頭の耳側蒼白化
　(5)99
両眼視力障害　(5)99
両眼性視神経乳頭腫脹　(5)116,
　118
両眼性上皮層内点状渦巻き状混濁
　(5)338
両眼性上皮層内点状混濁
　(5)338
両眼性虹彩欠損症例　(1)293
両眼性乳頭浮腫　(5)270
両眼性の視神経萎縮　(5)348
両眼性の重度の結膜充血
　(5)294
両眼単一視野　(3)278

両眼単一視領域　(3)274
両側性の聴神経鞘腫　(5)326
両眼先天白内障　(5)31
両眼の視力低下　(5)350
両側大脳基底核の壊死　(5)350
両側肺門部リンパ節腫脹
　(5)217
両側肺門リンパ節腫大　(2)272
両側涙腺の対称的な腫大
　(5)244
両側涙嚢ヘルニア　(3)195
緑色舌苔　(5)348
緑色便　(5)348
緑内障　(1)274, (5)19, 22, 31,
　36, 41, 42, 44, 47, 58, 234,
　256, 318, 322, 334
──診療ガイドライン　(1)132
──発作眼での水晶体亜脱臼
　(1)430
緑膿菌　(1)138
緑膿菌性角膜炎　(1)138
──の充血　(1)3
鱗痂皮　(1)85
淋菌　(1)24
淋菌性結膜炎　(1)24, (5)8
淋菌性子宮頸管炎　(5)8
淋菌性尿道炎　(5)8
リング状角膜浸潤病巣　(1)164
輪状暗点　(2)303
輪状硬性白斑　(2)82
輪状膿瘍　(1)139
輪状の混濁　(1)195
輪状の白色強膜　(1)96
リンパ管拡張症　(1)68
リンパ管の数珠状の拡張　(1)68
リンパ管腫　(3)258, (4)192
リンパ管嚢胞　(4)72
リンパ上皮病変　(4)186
リンパ節腫脹　(5)6, 376, 395,
　398, 400
リンパ嚢胞　(1)68
リンパ濾胞　(1)6, (5)242
輪部型春季カタル　(1)43, 44
輪部機能不全　(1)120, 279
輪部結膜腫脹　(1)165
輪部デルモイド　(5)26

**る**

涙液　(3)178

涙液IgE値　(1)42
涙液減少型ドライアイの結膜下出血　(1)5
涙液総IgE検査　(1)8
涙液層の層別治療　(1)166
涙液層の破壊パターン分類　(1)166
涙液層破壊時間　(3)180, (5)200
涙液層破壊時間(BUT)　(1)166
――の短縮　(1)102
涙液分泌減少型ドライアイ　(1)172, 174
涙液メニスカス　(3)178, 188, 212
涙液メニスカス形成不全　(3)32
涙液メニスカス高　(1)246
涙液メニスカス高の上昇　(3)214
涙液メニスカス高の測定　(3)180
涙管洗浄針　(3)208
涙管チューブ挿入術　(3)208
涙管通水検査　(3)178, 184, 186, 208
涙丘　(4)4
涙丘母斑　(1)65
涙骨　(3)224
涙三角高　(3)210
涙小管炎　(1)23, (3)196
――による慢性結膜炎　(1)32
涙小管形成手術　(3)218
涙小管欠損　(3)186
涙小管再建　(3)198
涙小管断裂　(3)218
涙小管囊胞　(3)198
涙小管閉塞　(3)210
類上皮細胞　(4)24
涙石　(3)214
涙腺　(4)16
涙腺炎　(3)270
涙腺腫大　(5)224, 242
涙腺腫脹　(5)198
涙腺腺様囊胞癌　(3)252
涙腺多形腺腫　(3)251
涙腺脱臼　(3)98
涙腺部木村病　(3)273
涙腺部腫瘍　(3)250
類弾性線維変性　(4)66, 68
涙点開口度分類　(3)208

涙点欠損　(3)186
涙点の拡大　(1)32
涙点プラグ　(3)196
涙点プラグ迷入　(3)220
涙点閉鎖　(5)300
涙点母斑　(1)65, (3)147
涙道異物　(3)220
涙道狭窄　(5)368
涙道狭窄・閉鎖　(3)208
涙道再建術　(3)206
涙道造影検査　(3)212
涙道内視鏡検査　(3)179, 180, 212
涙道内腫瘍　(3)216
涙道閉塞　(5)368
涙道瘻炎　(3)206
涙乳頭　(3)208
涙囊　(4)18
涙囊移行上皮乳頭腫　(3)217
涙囊炎　(3)200, 212
涙囊周囲蜂巣炎　(3)200
涙囊腫瘍　(3)217
涙囊鼻腔吻合術(DCR)　(3)202
涙囊ヘルニア　(3)194
ルイ・バー症候群　(5)101
類表皮囊胞　(4)28
ループス腎炎　(5)204
ループの虹彩接触による色素散布　(1)451
ルベオーシス　(5)214

**れ**

レイノー現象　(5)198, 210
レーザー角膜内切削形成術　(1)286
レーザー屈折矯正角膜切除術　(1)286
レーザー虹彩切開　(1)298, 316
――後の水疱性角膜症　(1)209
レーザー障害　(2)412
レーザー生体共焦点顕微鏡検査　(1)202
レーシック後層間感染症　(1)287
レーベル遺伝性視神経症　(2)382
レーベル遺伝性視神経症プラス　(5)96
レーベル先天黒内障　(2)142

レーベル先天盲　(2)126
レックリングハウゼン病　(5)322
レックリングハウゼン症候群の虹彩　(1)319
裂孔原性硝子体出血　(2)228
裂孔原性網膜剝離　(2)18
裂孔減性網膜剝離　(5)254, 256
裂傷　(1)126
裂傷範囲の評価　(1)11
連環状亀頭　(5)232
連鎖球菌　(3)264
レンズエッジの圧痕　(1)268
連続円形切囊　(1)410, 418
レントイドオプティール　(1)417

**ろ**

瘻孔　(3)192
瘻孔炎　(3)192
ロウ症候群　(5)31
老人環　(1)189
老人環様混濁　(1)203, 215
老人性疣贅　(3)148, (4)36
ろう様網脈絡膜滲出斑　(5)217
ローズベンガル染色　(1)166, 170
ロート斑　(2)100, 108, 109, 262, (5)188, 192, 194, 390
濾過胞炎　(1)36
濾過胞感染　(1)36
ロスムンド・トムソン症候群　(5)332
濾胞性結膜炎　(5)292

**わ**

ワーグナー病　(2)150
ワーデンブルグ症候群　(2)60
ワールデンブルグ症候群　(1)342, 344, (5)66
ワイバーン・メイソン症候群　(2)58
鷲手　(5)45
ワックス様黄白色乳頭　(2)392
ワルデンシュトレームマクログロブリン血症　(2)110
ワレンベルグ症候群　(5)103

# 欧文索引

## A

Abducens palsy　(3)368
abducens paralysis　(5)266
Aberrant eyelashes　(3)44
abscess　(4)22
abusive head trauma(AHT)
　(5)16
AC/A比　(3)314
AC/A比測定　(3)314
acanthamoeba keratitis
　(1)164, (4)102
AC/CT　(2)404
accessory punctum　(3)190
acetylcholine receptor(AChR)
　(3)60
acoustic shadow　(2)314
acquired immunodeficiency
　syndrome(AIDS)　(2)292,
　(5)404
acquired ocular toxoplasmosis
　(5)382
acquired retinoschisis　(2)238
acquired sessile hemangioma
　(1)82
acute anterior uveitis(AAU)
　(1)310
acute dacryocystitis　(3)200
acute esotropia　(3)346
acute hemorrhagic
　conjunctivitis(AHC)　(1)28
acute macular
　neuroretinopathy(AMN)
　(2)84
acute pigment epitheliitis
　(2)122
acute posterior multifocal
　placoid pigment
　epitheliopathy(APMPPE)
　(2)124, 174
acute postoperative
　endophthalmitis　(1)420
acute primary angle closure
　glaucoma(APACG)　(1)306

acute retinal necrosis(ARN)
　(2)290, (5)406
acute syphilitic posterior
　placoid chorioretinitis
　(2)278
acute zonal occult outer
　retinopathy(AZOOR)
　(2)114, 118, 132
ADAMTS10変異　(5)58
adenoid cystic carcinoma
　(4)172
adenoviral keratoconjunctivitis
　(1)26
adipophilin　(4)44, 50
adrenaline　(5)346
adrenoleukodystrophy　(5)34
adrenomyeloneuropathy
　(5)34
adult-onset foveomacular
　vitelliform dystrophy
　(2)158
adult T-cell leukemia　(5)378
adult T-cell leukemia(ATL)
　(2)294
aftercataract　(1)412
age-related choroidal atrophy
　(ARCA)　(2)32
age-related distance esotropia
　(ARDE)　(3)386
age-related ectropion　(3)32
age-related macular
　degeneration(AMD)　(4)152
age-related maculopathy(ARM)
　(2)182
aggressive posterior ROP
　(2)62, (5)10
Aicardi syndrome　(5)86
allergic conjunctival disease
　(ACD)　(1)8
allergic conjunctival diseases
　(4)64
allergic conjunctivitis(AC)
　(1)38
amiodarone-induced
　keratopathy　(1)245

amyloidosis　(1)234, (5)284
ANCA-associated vasculitis
　(AAV)　(2)104
ANCA関連血管炎　(4)202,
　(5)248
ANCA関連血管炎症候群
　(2)104
ANCA陽性　(2)104
ANCA陽性率　(2)104
androgen receptor　(4)51
anemia　(5)188
anemic retinopathy　(2)108
aneurysmal Telangiectasia
　(2)214
angioid streaks(AS)　(2)200,
　(5)329
angle gamma abnormality
　(3)340
angle hypopyon　(1)326
angular blepharitis　(3)92
aniridia　(1)184, 294, (5)92
ankle-brachial pressure index
　(ABI)　(2)92
ankyloblepharon filiforme
　adnatum(AFA)　(3)12
ankylosing spondylitis　(5)230
Ann Arbor 分類　(3)253
anophthalmos　(3)228
anterior capsule contraction
　(1)410
anterior chamber lens　(1)436
anterior ischemic optic
　neuropathy(AION)　(2)368
anterior lenticonus(AL)
　(1)386
anterior loop traction　(2)236
anterior scleral staphyloma
　(1)100
anterior tunica vasculosa lentis
　(1)296
anti-GQ1b antibody syndrome
　(5)146
antineutrophil cytoplasmic
　antibody(ANCA)　(5)220
anti-neutrophil cytoplasmic

antibody（ANCA）関連血管炎
　（5）248
antineutrophil cytoplasmic
　antibody陽性率　（2）104
antiphospholipid antibody
　syndrome　（5）208
antiphospholipid syndrome
　（APS）（2）102
Antoni A型　（4）200
Antoni B型　（4）200
aortitis syndrome　（2）80
APAC　（1）306
apraxia of lid opening（ALO）
　（3）68
aquaporin-4　（2）360
aqueous fibrin　（1）366
arcus corneae　（5）32
arcus senilis　（1）189
area break　（1）166
Arnold-Chiari malformation
　（5）88
arteriovenous malformations
　（AVM）（2）58
artificial iris　（1）338
asteroid body　（2）42
asteroid hyalosis　（2）326
astigmatic keratotomy（AK）
　（1）270
astrocytic hamartoma　（2）52,
　（5）314
ataxia telangiectasia（AT）
　（5）101
atheroma　（3）164
atopic cataract　（1）382
atopic dermatitis　（5）296
atopic dermatitis（AD）　（3）106
atopic keratoconjunctivitis
　（1）46
atypical mycobacterial keratitis
　（1）148
auditory neuropathy　（5）99
autoimmune optic neuropathy
　（2）386
autoimmune retinopathy
　（5）246
autoimmune retinopathy（AIR）
　（2）114
autosomal dominant optic
　atrophy（ADOA）（2）384
avascular fovea　（2）2

A-V crossing phenomenon
　（2）92, （5）168
A-V pattern strabismus
　syndrome　（3）328
avulsion of levator muscle
　（3）128
a wound　thermal burn
　（1）431
Axenfeld-Rieger syndrome
　（1）130
AZOOR complex　（5）376
AZOOR-complex　（2）116

**B**

B細胞性リンパ腫　（1）72
*B.afzelii*　（2）280
*B3GALTL*遺伝子変異　（1）128
*Bacillus* keratitis　（1）143
bacterial conjunctivitis　（4）58
bacterial corneal ulcer　（4）94
baggy eyelid　（3）2
band-keratopathy　（1）188
Bardet-Biedle syndrome
　（5）272
*Bartonella henselae*　（2）366,
　283, （5）400
basal cell carcimoma（BCC）
　（3）168
basal cell carcinoma　（4）48
basal cell epithelioma（BCE）
　（3）168
Batten disease　（5）38
BCG接種痕の発赤　（5）12
BCG接種歴　（2）276
beaten-metal appearance
　（1）206
beer belly　（1）220
Behçet disease　（2）268
Behçet's disease　（5）236
Best disease　（2）156
*B.garinii*　（2）280
BHL　（2）272
Bielschowsky 頭部傾斜試験
　（3）330
Bielschowsky型　（3）346
bilateral diffuse uveal
　melanocytic proliferation
　（BDUMP）（2）310
Binkhorstのiris clip lens

（1）438
birdshot chorioretinopathy
　（BCR）（2）120
birth injury　（5）14
birth trauma　（1）262
blepharophimosis　（3）48
blepharoptosis　（3）128
blood-aqueous barrier（BAB）
　（1）326
blue sclera　（1）96
blunt trauma　（3）124
body lateropulsion　（5）154
*Borrelia burgdorferi*　（2）280
*Borrelia*　（5）398
Boston Keratoprosthesis
　（1）284
Bourneville-Pringle disease
　（2）52, （5）314
brain abscess　（5）120
brain tumor　（5）116
branch retinal artery occlusion
　（BRAO）（2）70
branch retinal vein occlusion
　（BRVO）（2）74
break–up time（BUT）（1）166
Brown syndrome　（3）380
binocular single vision（BSV）
　（3）274
buckle infection　（1）35
Buerger disease　（5）234
bulging　（1）153
bullous retinal detachment
　（2）172
bull's eye maculopathy
　（2）258, （5）38
bulla　（1）110
bullous keratopathy　（1）208,
　（4）104

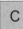
**C**

calcified drusen　（2）22
calcifying epithelioma　（4）42
Callender分類　（4）133
canalicular　（3）198
canalicular obstruction（CO）
　（3）210
canaliculitis　（3）196
canaliculocele　（3）198
canaliculops　（3）198

canaliculus rupture　(3)218

cancer associated retinopathy
　(CAR)　(2)114

cancer pearl　(1)62, (3)173

cancer-associated retinopathy
　(5)246

*Candida albicans*　(1)144

*Candida parapsilosis*　(1)144

candle-wax dripping　(2)272

capillary hemangioma　(1)82

Carbohydrate sulfotransferase
　6(*CHST6*)　(1)196

cardio-ankle vascular index
　(CAVI)　(2)92

carotid-cavernous fistula(CCF)
　(1)88, (3)246, 350

cat scratch disease(CSD)
　(2)283

cat-scratch disease(CSD)
　(5)400

cataract nuclear hardness
　(1)378

catarrhal corneal infiltrates
　(1)230

cavernous angioma　(4)190

cavernous hemangioma
　(1)82, (3)256

cavernous sinus syndrome
　(3)370

cavernous sinus thrombosis
　(CST)　(3)244

C/D比　(2)400

central areolar choroidal
　dystrophy(CACD)　(2)134,
　302

central cloudy dystrophy of
　François　(1)200

central GA　(2)186

central retinal artery occlusion
　(CRAO)　(2)68

central retinal vein occlusion
　(CRVO)　(2)12, 72

central round dome　(2)222

central serous
　chorioretinopathy(CSC)
　(2)170

centrocyte-like cell　(4)86

cerebellar retinal
　hemangiomatosis　(2)54

cerebral aneurysm　(5)110

cerebral infarction　(5)103

chalazion　(3)84, (4)24

CHARGE syndrome　(2)266,
　344

CHARGE症候群　(1)292

check valve型　(3)200

chemical burn　(1)256

chemosis　(1)8

cherry-red spot　(2)46, 68, 70,
　112, (5)28, 40

chlamydial conjunctivitis
　(1)33, (4)62, (5)7

*Chlamydia trachomatis*　(5)7

chloroquine corneal epitheliosis
　(1)248, (5)338

chloroquine retinopathy
　(2)258

chlorpromazine　(5)344

chlorpromazine-induced
　retinopathy　(2)260

cholesterin cleft　(4)28

cholesterol clefts　(4)26, 32

cholesterosis in anterior
　chamber　(1)368

chorioretinal atrophy(CRA)
　(2)234

chorioretinal degeneration
　(CRD)　(2)234, 235

chorioretinal lacunae　(5)86

choristoma　(1)76

choroidal artery occlusion
　(2)298

choroidal coloboma　(2)266

choroidal detachment
　associated with ocular
　hypotension　(2)306

choroidal hemangioma
　(2)312

choroidal melanoma　(4)132

choroidal neovascularization
　(CNV)　(2)190, 198, (5)329

choroidal nevus　(2)310

choroidal nodules　(2)256

choroidal osteoma　(2)314

choroidal protrusion　(2)34

choroidal thickening　(2)30

choroidal thinning　(2)32

choroideremia(CHM)　(2)303

chronic conjunctivitis caused
　by canaliculitis　(1)32

chronic dacryocystitis　(3)202,
　(4)166

chronic progressive external
　ophthalmoplegia(CPEO)
　(3)62, 386, (5)140, 142

Churg-Strauss syndrome(CSS)
　(5)224

cicatricial entropion　(3)20,
　28, 34

cicatrix of eyelid　(3)132

CIN　(1)62

circinate balanitis　(5)232

circumpapillary retinal nerve
　fiber layer　(2)400

circumpapillary retinal nerve
　fiber thickness　(2)50

CLE　(2)258

cleft lip-palate　(1)244

CLEIA法　(2)294

clinically significant macular
　edema(CSME)　(2)96

Cloquet's canal　(2)36, 300

CMV核酸検出法　(5)4

CMV網膜炎　(5)202

coagulase-negative
　Staphylococci(CNS)　(1)134

――による眼内炎　(1)420

coarse granular retinopathy
　(2)261

Coats disease　(2)76

cobblestone degeneration
　(2)234

cobblestone giant papillae
　(1)42

Cockayne syndrome　(5)24

coin-shaped lesion　(1)158

Collier徴候　(5)156

coloboma　(1)292

coloboma uveae　(1)292

common warts　(3)152

commotio retinae　(2)416

complete posterior vitreous
　detachment　(2)38

compound nevs　(3)146

compound nevus　(4)30

compressive optic neuropathy
　(2)373

computer vision syndrome
　(CVS)　(5)364

cone dystrophy　(2)130

confluent drusen （2）22

congenital amaurosis （2）142

congenital blepharoptosis （3）50

congenital canalicular agenesis （3）186

congenital cranial dysinnervation disorders （CCDDs）（3）352

congenital cytomegalovirus infection （5）4

congenital dacryocystocele （3）194

congenital ectropion （3）16, 30

congenital esotropia （3）310

congenital eyelid coloboma （3）10

congenital fibrosis of the extra ocular muscles （3）338

congenital fibrosis of the extraocular muscles（CFEOM）（5）74

congenital hereditary endothelial dystrophy （CHED）（1）214

congenital Horner syndrome （5）78

congenital lacrimal fistula （3）192

congenital nasolacrimal duct obstriction/stenosis （3）188

congenital punctal agenesis （3）186

congenital punctal atresia （3）184

congenital rubella retinopathy （2）48

congenital rubella syndrome （5）2

congenital stationary night blindness（CSNB）（2）166

congenital stromal corneal dystrophy（CSCD）（1）205

congenital syphilis （5）6

congenital toxoplasmosis （5）5

congenital X-linked retinoschisis （2）144

conjunctiva （4）4

conjunctiva-associated lymphoid tissue（CALT）（1）6

conjunctival abscess （1）14

conjunctival amyloidosis （1）78

conjunctival concretion （1）59, （4）70

conjunctival cyst （4）72

conjunctival dysplasia （1）62

conjunctival erosion （1）10

conjunctival follicles （1）6

conjunctival hemangioma （1）82

conjunctival inclusion cyst （1）9, 68

conjunctival injection （1）2

conjunctival intraepithelial neoplasia（CIN）（1）62, （4）82, 84

conjunctival invasion （1）120

conjunctival laceration （1）10

conjunctival lymphangiectasia （1）68

conjunctival malignant melanoma （4）80

conjunctival MALT lymphoma （4）86

conjunctival nevus （4）76

conjunctival papilloma （4）74

conjunctival phlyctenule （1）44

conjunctival retention cyst （1）68

conjunctival swelling （1）8

conjunctivitis caused by antimicrobial resistant bacteria （1）23

conjunctivochalasis （1）58

consecutive esotropia （3）318

constant exotropia （3）322

contact lens induced keratitis （1）268

contact lens related papillary conjunctivitis（CLPC）（1）40

contact lens-induced ptosis （3）54

continuous curvilinear capsulorrhexis（CCC）（1）410, 418

convergent strabismus fixus （3）344

corectopia/ectopia pupillae （1）430

corkscrew sign （1）83

cornea （4）6

cornea farinata （1）204

cornea guttata （1）210

cornea verticillata （5）30

corneal blood staining （1）252

corneal disorder associated with S-1 （1）246

corneal edema （1）110

corneal endothelial damage after cataract surgery （1）432

corneal epithelial defect （1）104

corneal epithelial transplantation （1）278

corneal foreign body （1）258

corneal graft rejection （1）288

corneal infiltration （1）108

corneal leukoma （1）115

corneal metal deposits （1）250

corneal mucous plaque （1）174

corneal perforation （1）112

corneal ulcer （1）106

cornea verticillata （1）232

coronary cataract （1）374, 375

corticosteroids （5）334

cotton wool spot （2）108, 109, （5）188, 194

cover-uncover test（CUT）（3）308

COVID-19感染症 （5）12

cpRNFLT （2）50

cpRNFL厚 （2）370, 388

cpRNFL解析 （2）358

CQ retinopathy （2）258

C-reactive protein（CRP）（2）106

creeping angle-closure （1）354

CREST症候群 （5）210

critical flicker frequency（CFF）（3）282

critical flicker fusion frequency （CFF）（2）360

Crohn's disease （5）250

CRPの亢進 （2）368

cryptophthalmos 症候群 （3）234

Crystallin retinopathy （2）140

crystalline opacification of intraocular lenses （1）458

cultivated limbal epithelial transplantation（CLET） （1）278

cultivated oral mucosal epithelial transplantation（COMET） （1）278

cup （2）400

cup/disc ratio （2）400

Cushing syndrome （5）280

cutaneous horn （3）151, （4）36

cutaneous papilloma （3）150

*Cutibacterium acnes* （1）44
──による遅発性眼内炎 （1）394

cuticular drusen （2）22, 184

cyclitic membrane （1）394

cyclodialysis （1）354

cycloplegia due to atropine sulfate hydrate （5）360

cyclotropia （3）326

cystoid degeneration （2）235

cystoid macular edema（CME） （2）198, 204, 259, 268

cystoid space （2）204

cytomegalovirus corneal endotheliitis （1）158

cytomegalovirus retinitis （4）126

cytomegalovirus retinitis （CMVR） （2）292

damage-associated molecular patterns（DAMP） （1）6

dark area （1）210, 303

*DCN* gene （1）205

De Morsier syndrome （5）83

deep anterior lamellar keratoplasty（DALK） （1）276

definite LHON （2）382

delayed-onset postoperative endophthalmitis （1）419

delayed-onset TASS （1）419

delayed staining （1）198

dellen （1）5, 176

demdex folliculorum （3）88

demodex brevis （3）88

demodex-related marginal blepharitis （3）86

dendritic keratitis （1）150

dendritic tail （1）150

deposits after triamcinolone injection （3）142

deposits on an intraocular lens （1）462

dermatomyositis （5）229

dermoid （1）76

dermoid cyst （3）144, （4）32

dermolipoma （1）16

Descemet membrane endothelial keratoplasty（DMEK） （1）282

descemetocele （1）112

Descemet stripping automated endothelial keratoplasty（DSAEK） （1）282

detachment of Descemet membrane （1）266

diabetic keratopathy （1）182, （5）260

diabetic macular edema in nonproliferative diabetic retinopathy （2）96

diabetic optic neuropathy （2）374

diabetic papillopathy （5）270

diabetic retinopathy （4）146, （5）262

diabetic retinopathy（DR） （2）12, 96

diffuse arteriolar narrowing （2）92, （5）168

diffuse conjunctiva-associated lymphoid tissue（D-CALT） （1）6

diffuse large B cell lymphoma （DLBCL） （5）408

diffuse subretinal fibrosis syndrome （2）178

diffuse type （2）236

digital eversion test （3）21

digito-ocular sign （2）142

dimple break （1）166

disc at risk （2）391

disciform keratitis （1）150

dislocation of lacrimal gland （3）98

dissociated vertical deviation （DVD） （3）330

distance between the centers of the disc and macula/disc diameter （2）356

distichiasis （3）42

DM/DD比 （2）346, 356

dome-shaped macula （2）166, 222

dominant optic atrophy plus （5）99

Dorsal midbrain syndrome （3）364

dorsal midbrain syndrome （5）156

double hump （2）400

double hump sign （1）362

double-layer sign （2）196

double ring sign （2）346, （5）83

Down syndrome （5）19

downward kinking （2）395

drug-induced blepharitis （3）104

Duane retraction syndrome （DRS） （3）334

deepening of upper eyelid sulus （DUES） （3）52

drug-induced blepharospasm （3）74, （5）132

drug-induced toxic keratopathy （1）168

drusen （2）22

drusenoid PED （2）186, 212

drusenoid pigment epithelial detachment （2）22

dry age-related macular degeneration （2）186

dry AMD （2）186

dry eye （1）166

Duane retraction syndrome （5）70

Dutcher body （4）86

dysthyroid ophthalmopathy （5）274

dysthyroid optic neuropathy
(DON)　(2)376

**E**

Eales disease　(2)78, (5)386
early age-related macular
degeneration(early AMD)
(2)182
eclipse retinopathy　(2)410
ectodermal dysplasia　(1)244
ectopia lentis　(1)400
ectopic conjunctiva-associated
lymphoid tissue　(1)6
ectopic lacrimal gland tissue
(3)182
ectrodactyly　(1)244
ectrodactyly, ectodermal
dysplasia, cleft lip-palate
syndrome　(1)244
Edmund-Jensen型　(5)382
EEC症候群　(1)244
Ehlers-Danlos syndrome
(5)56
eight-and-a-half syndrome
(5)152
eight-and-a-half症候群　(3)358
EKC後のSPK　(1)103
elastotic degeneration, elastosis
(4)66
ellipsoid zone(EZ)　(2)6, 128
ellipsoid zoneが欠損　(5)272
ellipsoid zone消失　(5)246,
340
ellipsoid zone反射　(2)130
Elschnig spot　(2)86, 300
EMA　(4)50, 52, 54
embolism　(5)103
Emery-Little分類　(1)378
empty vitreous　(2)150
emulsified silicone　(1)365
encephalotrigeminal vascular
syndrome　(2)56
endogenous endophthalmitis
(2)336
En face OCT　(2)28
endophthalmitis　(4)128
endothelial plaque　(1)136,
146
——様の角膜後面沈着物

(1)143
enzyme-linked immunosorbent
assay(ELISA)　(2)280
eosinophilic granulomatosis
with polyangiitis　(5)224
eosinophilic granulomatosis
with polyangiitis(EGPA)
(2)104
epicanshus inversus　(3)48
epicanthus　(3)8
epicanthus inversus　(3)8
epidemic keratoconjunctivitis
(EKC)　(1)26
epidermal cyst　(4)34
epidermal inclusion cyst
(3)164
epidermoid cyst　(4)28, 34
epidermolysis bullosa
hereditaria　(5)306
Epi-LASIK後感染　(1)287
epinephrine　(5)346
epipolis-LASIK(Epi-LASIK)
(1)286
epiretinal membrane　(4)158
epiretinal membrane(ERM)
(2)202
episcleritis　(1)92
epithelial crack line　(1)168,
247
epithelial crack line様上皮障害
(5)368
epithelial downgrowth
(1)300, 426
epithelial herpetic keratitis
(1)150
epithelial membrane antigen
(4)50
erysipelas　(3)108
erythema exsudativum
multiforme　(5)299
essential blepharospasm
(3)72, (5)130
essential hypertension　(5)162
essential infantile esotropia
(3)310
ethambutol　(2)378
ethambutol hydrochloride
(5)336
ethambutol optic neuropathy
(5)336

euryblepharon　(3)30
euthyroid Graves' disease
(5)274
excisional biopsy　(1)66
exfoliation syndrome　(1)396,
398
external limiting membrane
(ELM)　(2)6
exogenous endophthalmitis
(postoperative)　(2)338
exogenous endophthalmitis
(traumatic)　(2)340
exposure keratopathy　(1)267
exposure of suture after
blepharoplasty　(3)140
extranodal marginal zone
lymphoma　(4)186
extranodal marginal zone
lymphoma of mucosa
associated lymphoid tissue
(5)410
extrusion　(1)87
exudative age-related macular
degeneration　(2)12
eyelid　(4)2
eyelid defec　(3)130
eyelid disrtaction test　(3)40
eyelid lymphedema　(3)96
eyelid skin atrophy　(3)46
eyelid wounds　(3)126

**F**

Fabry disease　(5)30
fabry disease(FD)　(1)232
facial palsy　(3)40
falciform retinal detachment
(2)47
familial amyloidosis　(1)234
familial drusen　(2)160
familial exudative
vitreoretinopathy　(5)254
familial exudative
vitreoretinopathy(FEVR)
(2)146
familial hypercholesterolemia
(5)32
familial polyneuropathy(FAP)
(1)234
*FBN1*変異　(5)58

FECD1 （1）210
FHヘテロ接合体 （5）32
FHホモ接合体 （5）32
fiber folds （1）372, 375
fibrous dysplasia （3）242,
　（5）82
fibrovascular PED （2）192
filamentary keratitis （1）172
filamentous fungus （1）146
filtering bleb infections （1）36
finger print body （5）38
fish-eye disease （1）242
Fisher syndrome （3）362,
　（5）155
Fisher分類 （5）108
floppy eyelid syndrome （3）24
floppy infant （5）91, 90
fluorescein angiography（FA）
　（2）28
foam cells （3）158
focal choroidal excavation
　（FCE） （2）220
focal dots （1）375
focal pigment clumps （2）233
focal type （2）236
foreign baby in lacrimal
　passage （3）220
Forsius-Eriksson型 （5）64
Fosterによる病期分類 （1）50
foveal avascular zone（FAZ）
　（2）66
foveal bulge （2）6
foveal detachment （2）244
foveal hypoplasia （5）92
Foville syndrome （5）148
Foville 症候群 （3）354
FOXC1 （1）130
freckling （3）160, 262
Fuchs endothelial corneal
　dystrophy （4）114
Fuchs endothelial corneal
　dystrophy（FECD） （1）210
Fuchs heterochromic
　iridocyclitis（FHI） （1）324
functional visual loss （5）160
fundus albipunctatus（FAP）
　（2）168
fundus tessellation （2）26, 218
fungal endophthalmitis
　（2）284

fungal keratitis （1）144,
　（4）100
fungal orbital infection
　（3）266
fungus ball （2）284, （5）380
fungus endophthalmitis
　（5）380
Fusarium solani （1）146

G

galactosemia （5）49
galactosialidosis （5）40
ganglion cell complex （2）4
ganglion cell layer（GCL） （2）4
Gass （2）172
Gass分類 （2）200, 214
gelatinous drop–like corneal
　dystrophy （1）198, （4）110
gelatinous drop–like corneal
　dystrophy（GDLD） （1）234
general fibrosis syndrome
　（5）74
genitourinary anomalies
　（5）92
geographic atrophy （2）186
geographic choroiditis （2）174
geographic keratitis （1）150
germinal center （1）74
Ghent基準 （5）54
ghost cell glaucoma （1）356
ghost vessel （1）190, 191
giant cell arteritis （5）205
giant cell arteritis（GCA）
　（2）106
giant papillary conjunctivitis
　（GPC） （1）40
glass wool様の混濁 （5）284
glass wool様の硝子体混濁
　（1）323
glass-wool様線維 （2）328
glistenings （1）456
glycosaminoglycans （1）196
goblet cell （1）68
Goldenhar syndrome （5）26
Goldmann-Favre syndrome
　（2）148
gonococcal conjunctivitis
　（1）24, （5）8
Grade CP type a （2）236

Grade CP type b （2）236
Grade CP type c （2）236
graft-versus-host disease
　（GVHD） （1）52
──による眼表面炎症 （1）11
granular corneal dystrophy
　（4）106
granulomatosis with
　polyangiitis, （5）220, 222
granulomatosis with
　polyangiitis（GPA） （1）228,
　（2）104
Graves' disease （5）274
Grönblad-Strandberg syndrome
　（5）329
GVHD （3）14
gyrate chorioretinal atrophy
　（2）136

H

Haemophilus infuruenzae
　（1）20
Haemophilus infuruenzae
　conjunctivitis （1）20
Haller層 （2）26
hammered silver appearance
　（1）303
hammock pupil （1）430
Hansen's disease （5）402
hard exudate （2）12
HCQ retinopathy （2）258
HELLP症候群 （5）184
hemangioblastoma （2）252
hemangioma （3）226, （4）190
hematopoietic stem cell
　transplantation（HSCT）
　（1）52
hemi CRVO （2）72
hemifacial spasm （3）76,
　（5）134
hemodialysis （5）184
hemodialyzed fundus （5）184
hemorrhage （2）10
hemorrhagic pigment epithelial
　detachment （2）10
hereditary angioedema（HAE）
　（3）94
herpes simplex （5）292
herpes simplex virus blepharitis

(3)110
herpes simplex virus
　conjunctivitis　(1)30
herpes simplex virus keratitis
　(1)150
herpes simplex virus(HSV)
　(2)290, (5)292
herpes zoster　(5)290
herpetic keratitis　(4)97
high-density lipoprotein
　deficiency　(1)242
highly myopic strabismus
　(3)382
hipotony maculopathy　(2)226
*Histoplasma capsulatum*
　(5)376
HLA-A29　(2)120
HLA-B51　(2)268
HLA-B52　(2)80
HLA-DRB1*04　(2)106
HMB-45　(4)76, 80, 133
homocystinuria　(5)50
hordeolum　(3)82, (4)22
horizontal oval-shaped dome
　(2)222
Horner syndrome　(3)58,
　(5)144
hot spot　(2)192
HSV　(1)150
HTLV-1-associated myelopathy
　(HAM)　(2)294, (5)378
HTLV-1-associated uveitis
　(HAU)　(2)294, (5)378
HTLV-1関連ぶどう膜炎　(5)378
human immunodeficiency virus
　(HIV)　(2)278, (5)404
human papilloma virus(HPV)
　(1)60, (3)152
Human papillomavirus(HPV)
　(4)38
human T-lymphotropic virus
　type 1(HTLV-1)　(5)378
hurricane keratopathy　(1)168
hydrocephalus　(5)116
hydrocephalus in children
　(5)90
hydroxychloroquine　(5)338,
　340
hydroxychloroquine
　retinopathy　(2)258

hypergammaglobulinemia
　(1)236
hyperleflective foci　(2)174
hyperornithnemia　(5)52
hyperparathyroidism　(5)277
hypertensive choroidopathy
　(2)300
hypertensive retinopathy
　(2)86
hypertrophic pachymeningitis
　(5)248
hypertrophy of retinal pigment
　epithelium　(2)49
hyphate ulcer　(1)144, 146
hyphema　(1)364
hypoparathyroidism　(5)279
hypopyon　(1)326
hyposphagma/Subconjunctival
　hemorrhage(SCH)　(1)4

## I

ICE症候群　(1)302, 320, 354
──による虹彩萎縮　(1)322
ichthyosis　(1)240
ICNV　(2)180
idiopathic juxtafoveolar retinal
　telangiectasis(IJRT)　(2)214
idiopathic macular hole
　(2)206
idiopathic MH　(2)206
idiopathic orbital inflammation
　(3)270, 384, (4)178
idiopathic submacular
　choroidal neovascularization
　(ICNV)　(2)180
IFN retinopathy　(2)262
IFN-γ遊離試験　(2)276
IgG4-related ophthalmic
　disease　(3)384, (5)244
IgG4-related ophthalmic
　disease(IgG4関連眼疾患)
　(4)182
IgG4関連眼疾患　(5)244
IgM型M蛋白の増加　(5)192
IGRA　(2)276
immune checkpoint inhibitor
　(5)366
immune recovery uveitis(IRU)
　(2)292

immune ring　(1)152
immune-related adverse events
　(irAEs)　(5)366
immunoblot法　(2)386
immunochromatography法
　(1)30, 152
incisional biopsy　(1)66
incontinentia pigmenti　(5)304
indocyanine green angiography
　(IA)　(2)28
infantile esotropia　(3)310
infection after refractive
　surgery　(1)286
infection of congenital lacrimal
　fistula　(3)206
infectious crystalline
　keratopathy　(1)144
inferior posterior staphyloma
　(2)224
inferior type　(2)246
inferomedial orbital strut
　(3)280
infiltrative optic neuropathy
　(2)397
inflammatory bowel diseases
　(5)250
inflammatory optic atrophy
　(2)391
information technology
　ophthalmopathy　(5)364
inner nuclear layer(INL)　(2)4
inner plexiform layer(IPL)
　(2)4
in-out固定　(1)444
interdigitation zone　(2)6
interferon　(5)343
interferon-gamma release assay
　(IGRA)　(2)276
interferon retinopathy　(2)262
intermittent exotropia　(3)320
in-the-bag capsular tension ring
　and intraocular lens
　dislocation and subluxation
　(1)453
in-the-bag intraocular lens
　dislocation　(1)452
intracameral foreign body
　(1)367
intracerebral hemorrhage
　(5)106

84

intrachoroidal cavitation(ICC)
　(2)248
intracorneal ring　(1)272
intradermal nevus　(3)146,
　(4)30
intraepithelial microcyst
　(1)186
intralenticular foreign body
　(1)404
intraocular lens dislocation
　(1)442, 446
intraocular lens loop prolapse
　from iridectomy into anterior
　chamber　(1)450
intraocular lymphoma　(4)160
intraocular malignant
　lymphoma　(2)296
intraoperative floppy iris
　syndrome(IFIS)　(1)336
intraorbital wooden foreign
　body(IOFB)　(3)288
intratarsal keratinous cyst
　(4)28
intravenous hyperalimentation
　(IVH)　(2)336, (5)380
intrusion　(1)87
involutional entropion of the
　upper eyelid　(3)26
iridocorneal endothelial
　syndrome　(1)302, 320, 354
iridodyalysis　(1)354
iris atrophy　(1)320
iris bombé　(1)312
iris clip lens　(1)438
iris cyst　(1)300, 314, (4)130
iris neovascularization　(1)304
iris nevus　(1)313
iris nodule　(1)318
iris prolapse　(1)330
iris support phakic intraocular
　lens　(1)433
iris tumor　(1)314
irriated seborrheic keratosis
　(3)148
ischemic optic neuropathy
　(2)368, (5)268
IT眼症　(5)364

**J**

Jankovic評価スケール　(3)75
JIA関連ぶどう膜炎　(5)81
junctional nevus　(4)30
junctionalnevus　(3)146
juvenile rheumatoid arthritis
　(5)80

**K**

kawasaki disease　(1)45
Kawasaki disease　(5)12
Kearns-Sayre syndrome
　(3)386, (5)140
Keith-Wagener-Barkerの分類
　(2)92
keratic precipitates(KPs)
　(1)158, 324
keratitis　(1)240
keratitis ichthyosis and
　deafness syndrome　(1)240
keratoacanthoma　(3)154,
　(4)40
keratoconus　(1)216, (4)116
keratoglobus　(1)218
keratolysis　(1)226
Khodadoust line　(1)274, 288
KID症候群　(1)240
Kimura's disease　(3)272,
　(4)180, (5)242
kissing choroidal detachment
　(2)306
koilocytosis　(4)38
Kuhnt-Szymanowski法　(3)40

**L**

lacerations　(3)126
lacquer crack　(2)240, 242
lacrimal gland　(4)16
lacrimal gland epithelial tumors
　(3)250
lacrimal sac　(4)18
lacrimal tumor　(3)216
lacuna　(2)36
lagophthalmos　(3)78
lamellar hole associated
　epiretinal proliferation

(LHEP)　(2)210
lamellar macular hole(LMH)
　(2)210
laser hazard　(2)412
laser *in situ* keratomileusis
　(LASIK)　(1)270, 286
――後のepithelial ingrowth
　(1)271
――後の角膜拡張症　(1)271
――後の角膜感染症　(1)148
laser iridotomy(LI)　(1)316
lash ptosis　(3)24
late leakage of undetermined
　source　(2)192
lateral gaze palsy　(3)354,
　(5)148
lateral hooding　(3)66
lateral tension test　(3)40
lateral transorbital canthopexy
　法　(3)40
lattice corneal dystrophy
　(4)108
lattice corneal dystrophy(LCD)
　(1)234
lattice degeneration　(2)233
Laurence-Moon-Biedle症候群
　(5)272
LCAT欠損症　(1)242
Leber congenital amaurosis
　(2)142
Leber hereditary optic
　neuropathy plus　(5)96
Leber hereditary optic
　neuropathy(LHON)　(2)382
Lecithin cholesterol
　acyltransferase deficiency
　(1)242
lens-induced endophthalmitis
　(1)394
lens-induced uveitis　(4)120
lens luxation　(1)402
lentoid of Thiel　(1)417
leopard spot pattern　(2)308
leptomeningeal carcinomatosis
　(2)397
leukemia　(5)194
leukemic retinopathy　(2)109
leukoplakia　(1)62
levator function(LF)　(3)6, 52
LHON carrier　(2)382

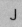

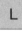

lid retraction （3）80

lid wiper epitheliopathy（LWE）
（1）170

light-near dissociation
（3）364, （5）156

lightning cataract （1）408

ligneous conjunctivitis （1）84

limbal transplantation（LT）
（1）278

line break （1）166

lipid corneal degeneration
（1）191

lipid-laden histiocytes （3）158

lipodermoid （1）77

lipogranuloma （4）24

liquefied aftercataract （1）418

Lisch nodule （2）50

lobster claw deformity （1）244

lobular capillary hemangioma
（1）80

lobular pattern （2）26

Louis-Bar syndrome （5）101

low density lipoprotein （5）32

Lowe syndrome （5）31

luetic interstitial keratitis
（1）190

Lyme disease （2）280, （5）398

lymph cyst （1）68

lymphangioleiomyomatosis
（LAM） （5）314

lash ptosis rating（LRP） （3）24

lymphangioma （3）258,
（4）192

lymphatic malformation
（4）192

lympho-epithelial lesion
（4）186

lysosomal storage disorder
（5）28

lysosomal storage disorder
（LSD） （2）112

### M

M細胞 （1）6

M蛋白血症 （1）237

──に伴う角膜沈着物 （1）237

──の角膜混濁 （1）237

macroglobulinemia （5）192

MacTel （2）214

macular BRVO （2）74

macular corneal dystrophy
（4）112

macular dystrophy （1）196

macular hole retinal
detachment （2）244

macular hypoplasia （2）66

macular pseudohole （2）208

macular pucker （2）202

macular star （2）283

macular star figure （2）366

macular telangiectasia （2）214

major BRVO （2）74

malignant glaucoma （1）308

malignant lymphoma （1）72

MALT lymphoma （1）6, 72

MALTリンパ腫 （4）86, 184,
186

MALTリンパ腫 （5）410

Marchesani syndrome （1）400

Marcus Gunn jaw-winking
syndrome （3）70

Marcus Gunn jaw-winking
syndrome （5）76

Marfan syndrome （1）400,
（5）54

margin reflex distance（MRD）
（3）6, 50, 52

marginal entropion （3）42

masquerade syndrome （2）296

Masson's hemangioma （1）82

MCLS （1）45

measles keratitis （1）160

mechanical blepharoptosis
（3）64

mechanical ectropion （3）22,
37

medial longitudinal fasciculus
（MLF） （5）152, （3）350,
354, 356

medial longitudinal fasciculus
syndrome（MLF syndrome）
（5）150

medial orbital wall （3）274

Meesmann corneal dystrophy
（1）186

megalocornea （1）123

megalopapilla （2）356

meibomian gland concretion
（4）26

meibomian gland dysfunction
（MGD） （3）100

Meige syndrome （3）72,
（5）130

Melan-A （4）80, 133

melanocytic hamartoma
（1）314

melanocytic tumor （1）314

melanocytoma of optic disc
（2）393

melanoma （1）64

melanoma associated
retinopathy（MAR） （2）114

membranoproliferative
glomerulonephritis（MPGN）
（5）178

meningioma （4）211

mental retardation （5）92

Merkel cell carcinoma
（3）174, （4）54

META-PM study （2）240

metastatic brain tumor （5）418

metastatic choroidal tumor
（4）135

metastatic iris tumor （1）314

metastatic ocular tumor
（5）416

methanol poisoning （5）350

methicilin-resistant
Staphylococci（MRS）
（1）134

methotrexate-related
lymphoproliferative disorders
（MTX-LPD） （5）370

MFC associated with
progressive subretinal fibrosis
（2）178

microcornea （1）122

microcyst （1）110, 179

microphthalmos （3）230

micro-reflux test （3）202, 205,
212

microscopic polyangiitis（MPA）
（2）104

microtropia （3）332

midbrain corectopia （5）156

migraine （5）176

Millard-Gubler syndrome
（3）354

Millard-Gubler syndrome

(5)148
MillerのStage分類　(1)245
millum　(3)162
MIRAgel®　(1)87
MLF(medial longitudinal
　fasciculus)症候群　(5)122,
　150
MMC点眼が原因と思われる強膜
　軟化症　(1)99
Möbius syndrome　(3)336,
　(5)72
molecular targeted drugs
　(5)372
molluscum body　(4)46
molluscum contagiosum
　(3)153, (4)46
monoclonal gammopathy
　(1)237
Mooren ulcer　(1)224
moraxella keratitis　(1)142
*Moraxella lacunata*　(1)142
*Moraxella nonliquefaciens*
　(1)142
Morgagnian cataract　(1)392
Morgagnian globules　(1)392
morning glory syndrome
　(2)354
mottled fundus　(5)329
MS　(2)362
mtDNA遺伝子変異　(2)382
mucocele　(3)248
mucocutaneous lymph-nod
　syndrom(MCLS)　(5)12
mucolipidosis　(5)40
mucolipidosis(MLS)　(2)112
mucopolysaccharidosis (MPS)
　type IH　(5)41
mucopolysaccharidosis (MPS)
　type IH/IS　(5)44
mucopolysaccharidosis (MPS)
　type II　(5)45
mucopolysaccharidosis (MPS)
　type III, IV, VI, VII　(5)47
mucopolysaccharidosis (MPS)
　type IS　(5)42
mucopolysaccharidosis(MPS)
　(1)233, (2)112
mucosa associated lymphoid
　tissue(MALT)　(5)410
mucosa-associated lymphoid

tissue　(1)6, 72
mucous membrane pemphigoid
　(1)50, (5)300
multifocal choroiditis(MFC)
　(2)178
multifocal choroiditis with
　panuveitis(MCP)　(2)178
multifocal posterior pigment
　epitheliopathy(MPPE)
　(2)172
multiple endocrine neoplasia
　(MEN)　(5)277
multiple evanescent white dot
　syndrome(MEWDS)　(2)116
multiple sclerosis　(5)122
multiple sphincterotomy
　(1)336
multiple subepithelial corneal
　infiltrates(MSI)　(1)26
Münchausen syndrome
　(1)264, (5)158
muscle-specific receptor
　tyrosine kinase(MuSK)
　(3)60
myasthenia gravis　(5)135
myasthenia gravis(MG)
　(3)60, 374
*Mycobacterium chelonae*
　(1)148
*Mycobacterium fortuitum*
　(1)148
*Mycobacterium leprae*　(5)402
myelin oligodendrocyte
　glycoproteinassociated optic
　neuritis　(5)128
myelinated nerve fiber　(2)46
myopic choroidal
　neovascularization(mCNV)
　(2)242
myopic glaucoma　(2)406
myopic maculopathy　(2)240
myopic optic neuropathy
　(MON)　(2)248
myotonic dystrophy　(5)137
M蛋白　(2)110
M蛋白血症　(5)286

nanophthalmos　(3)230
narrow-macular type　(2)246
nasal type　(2)246
nasolacrimal duct　(4)18
Nasolacrimal obstruction
　(NLDO)　(3)212
Nasolacrimal stenosis(NLDS)
　(3)212
necrotizing keratitis　(1)150
*Neisseria gonorrhoeae*　(1)24,
　(5)8
Neonatal dacryocystitis
　(3)205
neovascular glaucoma　(4)218
neovascular glaucoma(NVG)
　(1)304
nephritis　(5)178
nephrotic syndrome　(5)180
Nettleship-Falls型　(5)64
neurocristopathy　(5)312
Neurofi broma　(3)262
neurofi bromatosis 1(NF1)
　(3)160, 262
neurofibroma　(4)198
neurofibromatosis　(2)256
neurofibromatosis type 1
　(2)50, 256, 395
neurofibromatosis type 1
　(4)198, 208
neurofibromatosis type 2
　(2)256
neurofibromatosis type1(NF1)
　(5)322
neurofibromatosis type2(NF2)
　(5)326
neurofibromin　(2)256
Neurogenic blepharoptosis
　(3)56
neuromyelitis optica　(5)126
neuromyelitis optica(NMO)
　(2)360, 362
neuronal antigen　(2)386
neuronal ceroid lipofuscinosis
　(NCL)　(5)38
neuroretinitis　(2)366
neurotrophic keratopathy
　(1)180
Nevocellular nevus　(3)146
nevocellular nevus　(4)30
nevus　(1)64

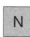

**N**

Nd：YAGレーザー　(1)316

nevus of Ota　(5)310
NF1　(2)50, 256, 395
NF2　(2)256
NMO spectrum disorder　(2)360
non-arteritic anterior ischemic optic neuropathy(NAION)　(5)268
non-central GA　(2)186
nonperfusion area　(2)96
Nonrefractive accommodative esotropia　(3)314
nontuberculous mycobacteria　(1)148
normal Choroid　(2)26
normal optic nerve head　(2)400
nummular retinopathy　(2)261

OAT　(2)304
occlusio pupillae　(1)298
occlusive Telangiectasia　(2)214
occular surface squamous neoplasia(OSSN)　(4)82, 84
occult macular dystrophy　(2)162
*OCRL1*遺伝子　(5)31
ocular albinism　(1)342, 344, (5)64
ocular albinism(OA)　(2)60
ocular cicatricial pemphigoid　(5)300
ocular cicatricial pemphigoid(OCP)　(1)50, (4)88
ocular complication of amiodarone　(5)352
ocular complication of TS-1®　(5)368
ocular counter-rolling reflex　(3)350
ocular dysmetria　(5)88
ocular ischemic syndrome　(5)172
ocular ischemic syndrome(OIS)　(2)94
ocular rosacea　(5)308
ocular Sarcoidosis　(2)272

ocular siderosis　(2)422
ocular surface squamous neoplasia(OSSN)　(1)62, (3)172
ocular Thelazia callipaeda infection　(1)34
ocular tilt reaction　(3)360, (5)154
ocular toxocariasis　(2)288, (5)388
ocular toxoplasmosis　(2)286
oculo-auriculo-vertebral spectrum(OAVS)　(5)26
oculocerebrorenal syndrome of Lowe(OCRL)　(5)31
oculocutaneous albinism　(1)344, (5)62
oculomotor palsy　(3)368
oculomotor paralysis　(5)264
Oguchi disease　(2)164
one-and-a-half syndrome　(5)152
one-and-a-half症候群　(3)358
Onodi蜂巣　(5)412
*OPA1*遺伝子変異　(5)99
ophthalmic ointment in the anterior chamber　(1)369
ophthalmic viscosurgical device(OVD)　(1)336
optic canal fracture　(3)282
optic disc coloboma　(2)344
optic disc cupping　(4)222
optic disc hemangioma　(2)394
optic disc melanocytoma　(4)214
optic disc pit　(2)350
optic disc pit maculopathy　(2)350
optic disc vasculitis　(2)364
optic disk drusen　(2)353
optic glioma　(2)50, 395, (3)160
optic nerve　(4)14
optic nerve glioma　(4)208
optic nerve hypoplasia　(2)346
optic nerve metastatic tumor　(2)397
optic nerve sheath meningioma

(2)396
optic neuritis　(2)362
optociliary shunt vessel　(2)396
orbital apex syndrome　(3)372
orbital cellulitis, bacterial　(3)264
orbital diffuse large B cell lymphoma　(3)253
orbital diffuse large B-cell lymphoma　(4)188
orbital emphysema　(3)284
orbital fat prolapse　(1)16
orbital fissure syndrome　(3)372
orbital floor (blowout) fracture　(3)276
orbital floor and medial wall fractures　(3)280
orbital fracture　(3)274
orbital hemorrhage　(3)284
orbital implant exposure　(3)300
orbital MALT lymphoma　(3)253, (4)186
orbital myositis(OM)　(3)268
orbital shadowing　(1)260
organized conjunctiva-associated lymphoid tissue(O-CALT)　(1)6
organophosphate pesticide intoxication　(5)356
Orlandoによる Grade分類　(1)245
orthophoria　(3)308
osteitis fibrosa　(3)242
osteitis fibrosa cystica　(5)277
out-out固定　(1)444
outer nuclear layer　(2)6
outer plexiform layer(OPL)　(2)4
overhanging edge　(1)107, 230
overlapping　(5)22
overlooking　(5)38
owl's eye　(4)126

PAC　(1)354

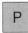

PACG （1）354

pachychoroid （2）170

pachychoroid spectrum diseases（PSD） （2）30, 172, 194, 218

pachyvessel （2）218

pagetoid spread （4）50

painful ophthalmoplegia （3）370

palisades of Vogt（POV） （1）118

palpebral edema （3）94

palpebral foreign body （3）134, 140

PAM with atypia （1）64

PAM without atypia （1）64

papilledema （2）388

papilloma （1）60

papule （3）158

paracentral acute middle maculopathy（PAMM） （2）84

paraganglioma （5）282

paralytic ectropion （3）40

paralytic squint （3）342

paralytic strabismus （3）342

paramedian pontine reticular formation（PPRF） （3）350, 354

paramedian pontine reticular formation（PPRF） （5）152

paranasal sinus cyst （5）412

paranasal sinus neoplasms （5）414

paraneoplastic optic neuropathy（PON） （2）386

paraneoplastic retinopathy （2）114

Parinaud syndrome （3）364, （5）156

parks 3 step test （3）360

partially accommodative esotropia（PAE） （3）316

PAS陽性物質 （2）326

Patau syndrome （5）22

*PAX6*遺伝子異常 （1）184, 294

PCR-sequence （1）26

PCV （2）194, 198

peau d`orange mottled fundus （2）200

peau d'orange fundus （5）329

PED （2）192, 212

pellucid marginal degeneration （1）220

penicillin binding protein（PBP） （1）20

penicillin-resistant *S. pneumoniae*（PRSP） （1）18

penicillin-susceptible *S. pneumoniae*（PSSP） （1）18

perennial allergic conjunctivitis （PAC） （1）38

perforating corneal trauma （1）260

periarteritis nodosa（PN） （2）104

perifoveal PVD （2）38, 330

perifoveal Telangiectasia （2）214

peripapillary type （2）246

peripheral anterior synechia （PAS） （1）302, 304, 310, 354

peripheral corneal infiltration （1）230

peripheral ulcerative keratitis （PUK） （1）226

persistent fetal vasculature （PFV） （2）322

persistent hyperplastic primary vitreous（PHPV）前部型 （1）384

persistent pupillary membrane （1）296

pesistent hyperplastic primary vitreous（PHPV） （2）322

Peters anomaly （1）128

phacolytic glaucoma （1）392

pharyngoconjunctival fever （PCF） （1）26

pheochromocytoma （5）282

phlyctenular keratitis （1）231

phlyctenule （1）44

PhNRの振幅低下 （2）390

phoria （3）308

photopic negative responseの 振幅低下 （2）390

photoreceptor （2）6

photorefractive keratectomy （PRK） （1）286

phthiriasis palpebrarum （3）116

phthisis bulbi （4）138

piggyback IOL （1）440

pigmented paravenous retinochoroidal atrophy （PPRA） （2）132

pigmented slide （1）268

pilocarpine hydrochloride （5）362

pilocytic astrocytoma （2）395

pilomatricoma （4）42

pinch test （3）66

pinguecula （1）44, 57, （4）66

pinky eye （1）20

pits on intraocular lens optic （1）454

*PITX2* （1）130

plateau iris （1）361

plateau iris configuration （1）361

plateau iris glaucoma （1）361

plateau iris syndrome （1）361

pleomorphic adenocarcinoma （4）174

pleomorphic adenoma （3）226, （4）170

PMMA IOLでのpit （1）455

pneumococcal keratitis （1）136

POEMS症候群 （5）286

polyarteritis nodosa （5）212

polyarteritis nodosa（PAN） （2）104

polychromatic cataract （5）139

polycythemia vera （5）190

polymerase chain reaction （PCR） （2）278

polymyositis （5）229

polyneuropathy, organomegaly, endocrinopathy, M-protein, and skin changes syndrome （5）286

polypoidal choroidal vasculopathy （2）194, 198

polypoidal choroidal vasculopathy（PCV） （4）156

possible LHON （2）382

post amniotic membrane transplantation（AMT）

(1)285

post anterior lamellar
keratoplasty(ALK) (1)280

post artificial cornea
transplantation (1)284

post endothelial keratoplasty
(EK) (1)282

posterior chamber phakic
intraocular lens (1)434

posterior corneal vesicle(PCV)
(1)213

posterior embryotoxon
(1)126

posterior ischemic optic
neuropathy(PION) (2)368

posterior lenticonus (1)388

posterior polar cataract
(1)384

posterior polymorphic corneal
dystrophy(PPCD) (1)212

posterior precortical vitreous
pocket (2)36

posterior staphyloma (2)246

posterior synechia (1)310

posterior vitreous detachment
(PVD) (2)36, 330

post penetrating keratoplasty
(1)274

post pupilloplasty (1)334

post refractive surgery (1)270

post-transplant corneal
infection (1)289

POV消失 (1)118, 120

PPA (2)402

pre-Descemet dystrophy
(1)204

pregnancy induced
hypertension (5)166

pregnancy-induced
hypertensive retinopathy
(2)90

preretinal hemorrhage (2)10,
332

preseptal orbicularis muscle
(3)8

presumed histoplasmosis
syndrome (5)376

presumed ocular histoplasmosis
syndrome(POHS) (5)376

primary acquired melanosis

(PAM) (1)64, (4)78

primary angle closure glaucoma
(PACG) (2)404

primary central nervous system
lymphoma (PCNSL) (5)408

primary congenital glaucoma
(1)132

primary open angle glaucoma
(POAG) (2)402

primary optic atrophy (2)390

primary piggyback法 (1)440

photorefractive keratectomy
(PRK) (1)270

──の角膜混濁 (1)271

──のヘルペス角膜潰瘍
(1)287

probable LHON (2)382

progressive chorioretinopathy
(2)261

progressive outer retinal
necrosis(PORN) (5)406

progressive sclerosis (5)210

progressive supranuclear palsy
(5)157

proliferative diabetic
retinopathy(PDR) (2)98

proliferative vitreoretinopathy
(PVR) (2)236, (4)144

*Propionibacterium acnes*
(2)338

prostaglandin-induced iridial
pigmentation (1)346

psammoma body (4)212

pseudoglands of Henle (1)59

pseudohypopyon (1)68, 69,
326

pseudomembrane (1)12

*Pseudomonas aeruginosa*
(1)138

*Pseudomonas aeruginosa*
keratitis (1)138

pseudopterygium (1)56

pseudoptosis (3)66

pseudoxanthoma elasticum
(2)200, (5)329

pterygium (1)54, (4)68

PTK後感染 (1)287

ptosis as oculomotor nerve
palsy (3)56

punctal stenosis and atresia

(3)208

punctate epithelial erosion
(PEE) (1)102

punctate epithelial keratopathy
(PEK) (1)102

Punctate inner choroidopathy
(PIC) (2)176

pupillary capture of intraocular
lens (1)448

pupillary disorders associated
with familial amyloidosis
(1)323

pupillary occlusion (1)298

pupillary response caused by
medicine and toxin (1)340

Purtscher flecken (2)419,
(5)174

Purtscher-like retinopathy
(2)419

Purtscher's retinopathy
(2)419, (5)174

pyocele (3)248

pyogenic granuloma (1)80,
(3)86

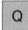

Q

Quincke's edema (3)94

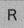

R

racemose hemangiomatosis
(2)58

radial keratotomy(RK)
(1)270

radiation keratopathy (1)263

radiation optic neuropathy
(2)381

radiation retinopathy (2)414

ragged-red fiber (5)142

random break (1)166

reactive arthritis (5)232

reactive lymphoid hyperplasia
(1)72

recurrent corneal erosion
(1)178

refractive accommodative
esotropia (3)312

Reis-Bücklers corneal
dystrophy (1)192

Reiter syndrome　(5)232
rejection line　(1)275
relative afferent pupillary
　defect(RAPD)　(2)72, 106,
　360, 370, 397
relative afferent pupillary
　defect(RAPD)　(3)282
renal dialysis　(5)184
renal hypertension　(5)164
renal-coloboma syndrome
　(2)266
renal retinopathy　(2)88
residual nucleus and cortex
　after cataract surgery
　(1)428
reticular pseudodrusen(RPD)
　(2)33, 108
retina　(4)10
retinal achromic patch
　(2)254
retinal angiomatous
　proliferation(RAP)　(2)198,
　204
retinal arteriolar
　microaneurysm(RAM)
　(2)82
retinal arteriosclerosis　(2)92
retinal astrocytoma　(2)254
retinal atrophy　(2)24
retinal cavernous hemangioma
　(2)252
retinal-choroidal anastomosis
　(RCA)　(2)198
retinal detachment　(2)18
retinal diseases related to
　arteriosclerosis　(5)168
retinal edema　(2)16
retinal fold　(2)47
retinal hemangioma　(2)252
retinal hemorrhage　(2)10
retinal involvement of
　rheumatic disease　(2)103
retinal lesions due to
　hyperviscosity syndrome
　(2)110
retinal nerve fiber layer defect
　(RNFLD)　(4)224
retinal nerve fiber layer(RNFL)
　(2)4
retinal optic atrophy　(2)392

retinal pigment epithelial
　detachment　(2)20, 212
retinal pigment epithelial tear
　(RPE tear)　(2)212
retinal pigment epithelium
　(2)34
retinal pigment epithelium
　(RPE)　(4)150
retinal vasculitis　(2)364
retinitis pigmentosa　(2)126
retinitis pigmentosa sine
　pigmento　(2)126
retinitis pigmentosa(RP)
　(4)150
retinitis punctata albescens
　(2)138
retinoblastoma　(2)250,
　(4)162
retinocytoma　(2)250
retinopathy of prematurity
　(4)142
retinopathy of prematurity
　(ROP)　(2)62, (5)10
retinoschisis　(2)16, 244
retrocorneal hyaline ridge
　(1)190
retrodots　(1)374, 375
rhabdomyosarcoma　(3)260,
　(4)196
rhegmatogenous retinal
　detachment　(2)228, 230
RRD ciliary break　(2)232
RRD retinal hole　(2)230
RRD retinal tear　(2)228
rheumatic disease associated
　uveitis　(2)282
rheumatoid arthritis　(5)226
rheumatoid corneal ulcer
　(1)226
rhinogenous optic neuropathy
　(2)372
ridge　(2)246, 248
Ridley & Jopling分類　(5)402
Riggs型　(2)166
rim　(2)400
RLBP1　(2)138
RNFLD　(2)402, 404
RNFL欠損　(2)358
RNFLマップ　(2)384
rod dystrophy　(2)130

rodent ulcer　(3)168
rosacea　(5)308
rosacea blepharoconjunctivitis
　(1)86
rostral interstitial nucleus of
　medial longitudinal fasciculus
　(riMLF)　(3)350
Rothmund-Thomson syndrome
　(5)332
rubella retinopathy　(5)2
rubeosis iridis　(1)304
relaxed skin tension line
　(3)132
rupture of globe　(3)286

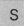
S

S-100　(4)76, 80, 133
sagging eye syndrome　(3)386
salt-and-pepper fundus　(2)48,
　(5)2, 24
Salzmann nodular degeneration
　(1)187
Sampaolesi line　(1)398
Sapporo Criteria-Sydney改変の
　分類基準　(2)102
Sapporo Criteria-Sydney改変の
　分類基準　(5)208
sarcoidosis　(4)124, (5)217
sarin poisoning　(5)355
Sattler層　(2)26
Saturn ring　(1)96
sausage digit　(5)232
SCC　(1)62
Scheieの分類　(2)92
Scheie分類　(1)348
Scheimpflugカメラ　(1)396
Schnyder corneal dystrophy
　(1)202
Schubert-Bornschein型
　(2)166
schwannoma　(3)226, (4)200
schwannomatosis　(2)50
scleral melanosis　(1)95
scleritis　(1)92
sclerocornea　(1)124
scleroderma　(5)210
scleromalacia　(1)98
SD-OCTA　(2)28
seasonal allergic conjunctivitis

(SAC) (1)38

sebaceous carcinoma (4)50

sebaceous cell cacrcinoma
(3)170

seborrheic blepharitis (1)85,
(3)90

seborrheic keratosis (3)148,
(4)36

secondary amyloidosis (1)234

secondary optic atrophy
(2)391

secondary piggyback法
(1)440

senile entropion (3)18

senile ptosis (3)52

senile wart (3)148

sensory deviation esotropia
(3)318

sentinel vessel (2)318

septo-optic dysplasia (2)346,
(5)83

serpiginous choroiditisによる網
脈絡膜萎縮 (2)25

serratia keratitis (1)140

*Serratia marcescens* (1)140

sexually transmitted disease
(STD) (1)24, 33

shadow cells (4)42

Shaffer分類 (1)348

shagreen pattern (2)18

shaken baby syndrome(SBS)
(5)16, 112

sheet like lesion (1)246,
(5)368

short T1 invention recovery
(2)362

short time inversion recovery法
(2)376

sialidosis (5)40

Siegrist線条 (2)300

sign wave sign (1)362

silent macula (2)110

simple optic atrophy (2)390

sinus thrombosis (5)118

situs inversus (2)348

Sjogren's syndrome (5)198

Sjögren's syndrome(SS)
(4)168

skew deviation (3)360,
(5)154

skin tag (3)150

small disc (2)356

small incision lenticule
extraction(SMILE) (1)270

snowball opacities (2)272

Soemmerring's ring (1)416

soft exudate (2)12

solar retinopathy (2)410

solitary fibrous tumor (4)194

Spaeth分類 (1)348

spasmus nutans (3)366

spherophakia (1)390

sphingolipidosis (2)112

spoke-wheel pattern (2)144

spot break (1)166

squamous cell carcinoma
(3)172

squamous cell carcinoma(SCC)
(1)62, (4)52, 84

square a-wave (2)166

square-wave jerks (3)365

SS-OCTA (2)28

staining (2)272

staphylococcal blepharitis
(3)114

staphylococcal
blepharoconjunctivitis
(1)22

staphylococcal keratitis
(1)134

*Staphylococcus aureus* (1)22,
134

*Staphylococcus epidermidis*
(1)22, 134

*Staphylococcus lugdunensis*
(1)22

Stargadt disease (2)154

STAT6 (4)194

steam-like clouding (1)461

stem cell (1)118

stem cell depletion syndrome
(1)118, 120

steroid-induced glaucoma
(4)220

Stevens-Johnson syndrome
(4)90, (5)294

Stevens-Johnson syndrome
(SJS) (1)48

Stickler syndrome (5)256

STIR法 (2)362, 376

*Streptococcus pneumoniae*
(1)18

*Streptococcus pneumoniae*
conjunctivitis (1)18

string of pearls (2)272

STS法 (5)397

Sturge-Weber syndrome
(2)56, (3)156, (5)318

sub-surface nano glistening
(SSNG) (1)456

sub-type cataracts (1)375

subacute endocarditis (5)390

subarachnoid hemorrhage
(5)108

subdural hemorrhage (5)112

subependymal nodule (5)314

subretinal band (2)236

subretinal drusenoid deposit
(2)22

subretinal hemorrhage (2)10

subretinal type (2)236

sunflower cataract (1)391

superficial punctate keratitis
(SPK) (1)168

superficial punctate
keratopathy(SPK) (1)102,
180

superior epithelial arcuate
lesions(SEALs) (1)268

superior limbic
keratoconjunctivitis(SLK)
(1)83, 268

superior segmental optic
hypoplasia(SSOH) (2)346,
358

suprachoroidal hemorrhage
(2)10

suprachoroidal space (2)306

symblepharon (3)14

sympathetic ophthalmia
(4)122, (5)240

sympathetic ophthalmia(SO)
(2)274

synchysis scintillans (2)325

syndromic craniosynostosis
(3)239, (5)68

syphilitic uveitis (2)278,
(5)395

syringoma (3)166

systemic lupus erythematosus

（5）202
systemic lupus erythematosus
　（SLE）　（2）100, 258
SLE疾患活動性指数　（5）202
SLE網膜症　（2）100,（5）202

T

Takayasu disease　（5）214
Takayasu's arteritis　（5）214
Tangier disease　（1）242
tapetal-like reflex　（2）164
Tay-Sachs disease　（5）28
tear film oriented diagnosis
　（TFOD）　（1）166
tear film oriented treatment
　（TFOT）　（1）166
tear meniscus height　（3）198
telangiectasia　（2）382
temporal arteritis　（2）106,
　（5）205
terminal bulb　（1）150
Terrien marginal degeneration
　（1）222
Terson syndrome　（2）334,
　（5）114
TGFβI corneal dystrophy
　（1）192
thermal burn　（1）256,（3）122
Thiel-Behnke corneal dystrophy
　（1）192
thinner intoxication　（5）358
thioridazine-induced
　retinopathy　（2）261
thromboangiitis obliterans
　（TAO）　（5）234
thrombosis　（5）103
thyroid eye disease　（4）204,
　（5）274
thyroid eye disease（TED）
　（3）236
thyroid ophthalmopathy
　（1）238
thyroid-associated
　ophthalmopathy（TAO）
　（3）236
thyroid-assosiated
　ophthalmopathy　（5）274
tick infestation of the eyelid
　（3）118

tilt of intraocular lens　（1）444
tilted disc syndrome　（2）348
TINU syndrome　（5）182
Tolosa-Hunt syndrome　（3）56,
　370
tomographic notch sign
　（2）196
top of the basilar syndrome
　（5）103
TORCH症候群　（5）5
toxic anterior segment
　syndrome（TASS）　（1）419,
　420, 422
toxic epidermal necrolysis
　（5）294
toxic epidermal necrolysis
　（TEN）　（1）48
toxic optic neuropathy　（2）378
toxoplasma gondii　（2）286
*Toxoplasma gondii*　（5）5, 382
TP法　（5）397
tram-track sign　（2）396
Trantas dots　（1）42
trap-door fracture　（3）278
traumatic angle recession
　（1）354
traumatic cataract　（1）406
traumatic epidermal cyst
　（3）164
traumatic iridodialysis　（1）332
traumatic macular hole
　（2）420
traumatic MH　（2）420
traumatic mydriasis　（1）328
traumatic optic atrophy
　（3）282
traumatic optic neuropathy
　（TON）　（2）370,（3）282
*Treponema pallidum*　（5）6,
　395
*Treponema pallidum*（TP）
　（1）190,（2）278
triangular syndrome　（2）298
trichiasis　（3）42
trisomy 13　（5）22
trochlear palsy　（3）368
TRPM1　（2）114
true exfoliation of the lens
　capsule（TE）　（1）396
TS-1®による眼障害　（5）368

TS-1®角膜上皮症　（1）246
tuberculous uveitis　（2）276,
　（5）392
tuberous sclerosis　（2）52
tuberous sclerosis complex
　（5）314
tuberous sclerosis complex
　（TSC）　（2）254
tubulointerstitial nephritis and
　uveitis syndrome　（5）182
tumefactive multiple sclerosis
　（5）124
tumor-associated calcium signal
　transducer 2（*TACSTD2*）
　（1）198
turn over　（1）172
typIcal age-related macular
　degeneration　（2）190
typical AMD　（2）190

U

*UBIAD1*遺伝子　（1）202
ulcerative colitis（UC）　（5）250
ultraviolet keratitis　（1）255
unfitted artifi cial eye　（3）298
upshoot downshoot　（3）334,
　（5）70
upside-down ptosis　（5）78
UVBの角膜障害　（1）255
uvea　（4）8
uveal effusion syndrome（UES）
　（2）172, 308
uveal melanoma　（2）316
uveal metastatic tumor
　（2）318

V

vacuoles　（1）375
van Herick法　（1）350
varicella keratitis　（1）162
varicella zoster virus blepharitis
　（3）112
varicella zoster virus（VZV）
　（2）290
varicella-zoster virus　（5）290
varicella-zoster virus keratitis
　（1）156
varicella–zoster virus（VZV）

(1)162
varix　(4)190
vascular endothelial growth
　factor　(5)262
vascular endothelial growth
　factor(VEGF)　(4)142, 218
vasoproliferative tumor
　(2)252
VEGF　(2)74
venous malformation　(4)190
vernal keratoconjunctivitis
　(4)64
vernal keratoconjunctivitis
　(VKC)　(1)42
verrca vulgaris　(3)152
verruca senilis　(4)36
verruca vulgaris　(4)38
vertical heterotropia　(3)324
vertical oval-shaped dome
　(2)222
vertical traction test　(3)40
vessel nicking　(2)92, (5)168
Vigabatrin　(5)363
viral conjunctivitis　(4)60
visual display terminal(VDT)症
　候群　(5)364
vitelliform macular dystrophy
　(2)156
vitreofoveal separation　(2)38
vitreomacular interface disease
　(2)14
vitreomacular traction
　syndrome　(2)14
vitreous amyloidosis　(2)328
vitreous hemorrhage　(2)10
Vitreous hemorrhage(VH)
　(2)10, 40, 332

vitreous herniation　(1)424
vitreous opacity　(2)42
*vitreous traction*　(2)14
Vogt-Koyanagi-Harada disease
　(5)238
Vogt-Koyanagi-Harada disease
　(VKH)　(2)172, 270
Vogt's striae　(1)216
von Hippel-Lindau disease
　(5)312
von Hippel-Lindau syndrome
　(VHL)　(2)54, 252
von Recklinghausen disease
　(2)50, 256, (3)160, (5)322
Vossius ring　(1)406
VZV角膜炎　(1)156

Waardenburg syndrome
　(1)342, (5)66
Wagner disease　(2)150
WAGR症候群　(1)184, (5)92
wall-eyed bilateral internuclear
　ophthalmoplegia(WEBINO)
　症候群　(3)356
waterclefts　(1)375
Watson分類　(1)92
WEBINO(wall-eyed bilateral
　internuclear
　ophthalmoplegia)症候群
　(5)150
Wegener's granulomatosis
　(4)202
Weill-Marchesani syndrome
　(5)58
Weiss ring　(2)42, 202, 330

Werner syndrome　(5)302
white dot syndrome　(2)124,
　176, 178
white spot　(2)12
white with　(2)233
white without pressure　(2)18,
　233
wide-macular type　(2)246
Wilms tumor　(5)92
Wilms tumor, aniridia,
　genitourinary abnormalities,
　and mental retardation
　(1)184
Wilson disease　(5)60
wrinkle line　(3)132

X-linked juvenile retinoschisis
　(2)144
xanthelasma　(3)158, (5)32
xanthoma　(3)158, (4)44
xanthoma cell　(4)44
XLRS　(2)144
X染色体性若年網膜分離症
　(2)16, 144

YAGレーザー　(2)412
Yannuzzi分類　(2)214
yeast-like fungus　(1)144

Zellweger syndrome　(5)36
zoster sine herpete　(1)156

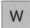

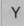

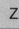

# 記号・数字索引

# 執筆者一覧

# 1. 『前眼部アトラス』 執筆者一覧 (執筆順)

| | |
|---|---|
| 福島敦樹 | 高知大学医学部眼科学講座 |
| 横井則彦 | 京都府立医科大学眼科学教室 |
| 海老原伸行 | 順天堂大学医学部附属浦安病院眼科 |
| 内尾英一 | 福岡大学医学部眼科学教室 |
| 難波広幸 | 山形大学医学部眼科学教室 |
| 稲田紀子 | 東松山市立市民病院眼科 |
| 新開陽一郎 | 京都府立医科大学眼科学教室 |
| 外園千恵 | 京都府立医科大学眼科学教室 |
| 渡辺彰英 | 京都府立医科大学眼科学教室 |
| 江口 洋 | 近畿大学医学部眼科学教室 |
| 鈴木 崇 | 東邦大学医療センター大森病院眼科 眼疾患先端治療学 |
| 篠崎和美 | 東京女子医科大学眼科学講座 |
| 福田昌彦 | 近畿大学奈良病院眼科 |
| 鳥山浩二 | 愛媛大学大学院医学系研究科医学専攻 器官・形態領域眼科学講座 |
| 東出朋巳 | 金沢大学附属病院眼科 |
| 福田 憲 | 高知大学医学部眼科学講座 |
| 庄司 純 | 日本大学医学部視覚科学系眼科学分野 |
| 上田真由美 | 京都府立医科大学特任講座感覚器未来医療学 |
| 駒井清太郎 | 京都府立医科大学眼科学教室 |
| 小川葉子 | 慶應義塾大学医学部眼科学教室 |
| 花田一臣 | 旭川医科大学医工連携総研講座・眼科 |
| 加治優一 | 松本眼科 |
| 加藤弘明 | 京都府立医科大学眼科学教室 |
| 中井浩子 | 京都府立医科大学眼科学教室 |
| 後藤 浩 | 東京医科大学臨床医学系眼科学分野 |
| 米田亜規子 | 総合病院 聖隷浜松病院眼形成眼窩外科 |
| 臼井智彦 | 国際医療福祉大学眼科 |
| 小幡博人 | 埼玉医科大学総合医療センター眼科 |
| 白川理香 | 東京大学大学院医学系研究科眼科学教室 |
| 吉川大和 | 大阪医科大学眼科学教室 |
| 張 佑子 | 京都市立病院眼科 |
| 武田彩佳 | 日本医科大学多摩永山病院眼科 |
| 堀 純子 | 日本医科大学多摩永山病院眼科 |
| 上野勇太 | 筑波大学医学医療系眼科 |
| 大鹿哲郎 | 筑波大学医学医療系眼科 |

| | |
|---|---|
| 片上千加子 | ツカザキ病院眼科 |
| 内野美樹 | ケイシン五反田アイクリニック |
| 加藤直子 | 南青山アイクリニック東京 |
| 羅 錦營 | ら(羅)眼科 |
| 重安千花 | 杏林大学医学部眼科学教室 |
| 三間由美子 | 三間眼科医院 |
| 佐々木香る | 関西医科大学眼科学教室 |
| 中尾武史 | 大阪大学大学院医学系研究科眼科学教室 |
| 秦野 寛 | ルミネはたの眼科 |
| 白石 敦 | 愛媛大学大学院医学系研究科医学専攻 器官・形態領域眼科学講座 |
| 井上幸次 | 鳥取大学医学部視覚病態学 |
| 島﨑 潤 | 東京歯科大学市川総合病院眼科 |
| 細谷友雅 | 兵庫医科大学眼科学教室 |
| 池田敏英 | 町田病院眼科 |
| 小林 顕 | 金沢大学附属病院眼科 |
| 中川 迅 | 東京医科大学臨床医学系眼科学分野 |
| 内野裕一 | 慶應義塾大学医学部眼科学教室 |
| 山田昌和 | 杏林大学医学部眼科学教室 |
| 近間泰一郎 | 広島大学大学院医系科学研究科視覚病態学 |
| 河本晋平 | 淀川キリスト教病院眼科 |
| 相馬剛至 | 大阪大学大学院医学系研究科眼科学教室 |
| 横倉俊二 | 東北大学大学院医学系研究科 神経感覚器病態学講座・眼科学分野 |
| 猪俣武範 | 順天堂大学大学院医学研究科眼科学 |
| 稗田 牧 | 京都府立医科大学眼科学教室 |
| 辻川元一 | 大阪大学大学院医学系研究科眼科学教室 |
| 内山佳代 | 日本赤十字社 金沢赤十字病院眼科 |
| 髙橋 浩 | 日本医科大学眼科学教室 |
| 天野史郎 | 井上眼科病院 |
| 宮井尊史 | 東京大学大学院医学系研究科眼科学教室 |
| 細谷比左志 | ホワイティうめだ眼科クリニック |
| 糸井素啓 | 京都府立医科大学眼科学教室 |
| 平山雅敏 | 東京歯科大学市川総合病院眼科 |
| 山口剛史 | 東京歯科大学市川総合病院眼科 |
| 宮崎 大 | 鳥取大学医学部視覚病態学 |
| 冨岡靖史 | 藤枝市立総合病院眼科 |

# 執筆者一覧 (執筆順)

| | | | |
|---|---|---|---|
| 稲冨 勉 | 国立長寿医療研究センター眼科 | 山木邦比古 | 日本医科大学千葉北総病院眼科 |
| 鈴木 智 | 京都市立病院眼科 | 松田 彰 | 順天堂大学大学院医学研究科眼科学 |
| 高 静花 | 大阪大学大学院医学系研究科眼科学教室 | 池田陽子 | 京都府立医科大学眼科学教室 |
| 小林礼子 | 大阪大学大学院医学系研究科眼科学教室 | 川路隆博 | 佐藤眼科・内科 |
| 中司美奈 | 西陣病院眼科 | 福永久子 | 東京大学大学院医学系研究科眼科学教室 |
| 加藤卓次 | 道玄坂 加藤眼科 | 蕪城俊克 | 自治医科大学附属さいたま医療センター眼科 |
| 後藤 晋 | 後藤眼科診療所 | 筑田 眞 | 獨協医科大学埼玉医療センター眼科 |
| 垰本 慎 | 関西医科大学香里病院眼科 | 市川浩平 | 順天堂大学医学部附属静岡病院眼科 |
| 川口千晶 | 川口眼科医院 | 太田俊彦 | 順天堂大学医学部附属静岡病院眼科 |
| 佐渡一成 | さど眼科 | 飯田嘉彦 | 北里大学医学部眼科 |
| 金井 淳 | 順天堂大学大学院医学研究科眼科学 | 小早川信一郎 | 日本医科大学武蔵小杉病院眼科 |
| 原田康平 | 長崎大学大学院医歯薬学総合研究科眼科・視覚科学 | 山口達夫 | 聖路加国際病院眼科 |
| 小松直樹 | 小山眼科 | 宮永嘉隆 | 西葛西・井上眼科病院 |
| 上松聖典 | 長崎大学大学院医歯薬学総合研究科眼科・視覚科学 | 近藤寛之 | 産業医科大学眼科学教室 |
| 出口英人 | 京都府立医科大学眼科学教室 | 原 岳 | 原眼科病院 |
| 中山智佳 | バプテスト眼科クリニック | 川瀬和秀 | 岐阜大学大学院医学系研究科眼科学教室 |
| 山口昌大 | 順天堂大学大学院医学研究科眼科学 | 福地健郎 | 新潟大学大学院医歯学総合研究科眼科学分野 |
| 宮田和典 | 医療法人明和会 宮田眼科病院 | 西尾侑祐 | 日本医科大学眼科学教室 |
| 三田村浩人 | 慶應義塾大学医学部眼科学教室 | 中元兼二 | 日本医科大学眼科学教室 |
| 榛村重人 | 慶應義塾大学医学部眼科学教室 | 植田俊彦 | 二本松眼科病院 |
| 横川英明 | 金沢大学附属病院眼科 | 海谷忠良 | 医療法人社団 海仁 海谷眼科 |
| 井村泰輔 | 綾部市立病院眼科 | 秋元正行 | 日本赤十字社 大阪赤十字病院眼科 |
| 渡辺交世 | 杏林大学医学部眼科学教室 | 石田俊雄 | 医療法人 石田眼科医院 |
| 久保田敏昭 | 大分大学医学部眼科学教室 | 園尾純一郎 | 大洗そのお眼科 |
| 永野雅子 | 井上眼科病院 | 佐々木洋 | 金沢医科大学眼科学講座 |
| 森 悠大 | 筑波大学医学医療系眼科 | 三好輝行 | 三好眼科 |
| 矢島潤一郎 | 慶應義塾大学医学部眼科学教室 | 黒坂大次郎 | 岩手医科大学眼科学講座 |
| 結城賢弥 | 慶應義塾大学医学部眼科学教室 | 永本敏之 | 永本アイクリニック |
| 大山祐佳里 | 日本赤十字社医療センター眼科 | 二宮さゆり | 伊丹中央眼科 |
| 濱中輝彦 | 日本赤十字社医療センター眼科 | 林 研 | 林眼科病院 |
| 滝澤菜摘 | 慶應義塾大学医学部眼科学教室 | 金森章泰 | かなもり眼科クリニック |
| 酒井 寛 | 浦添さかい眼科 | 稲村幹夫 | 稲村眼科クリニック |
| 力石洋平 | 琉球大学大学院医学研究科医科学専攻眼科学講座 | 園田康平 | 九州大学大学院医学研究院眼科学分野 |
| 毛塚剛司 | 毛塚眼科医院 | 湧田真紀子 | 宇部興産中央病院眼科 |
| 山川良治 | 木村眼科内科病院 | 富田剛司 | 東邦大学医療センター大橋病院眼科 |

| | |
|---|---|
| 箕田　宏 | とだ眼科 |
| 西村栄一 | 昭和大学藤が丘リハビリテーション病院眼科 |
| 髙木史子 | ナカノ眼科 |
| 安宅伸介 | あたか眼科 |
| 糸賀俊郎 | いとが眼科 |
| 清水一弘 | 高槻病院眼科 |
| 安藤　彰 | あんどう眼科クリニック |
| 増田洋一郎 | 東京慈恵会医科大学眼科学講座 |
| 永原　幸 | 国立国際医療研究センター病院眼科 |
| 荒井宏幸 | クイーンズアイクリニック |
| 神谷和孝 | 北里大学医療衛生学部視覚生理学 |
| 江口秀一郎 | 江口眼科病院 |
| 坂西良彦 | 坂西眼科医院 |
| 永田万由美 | 獨協医科大学眼科学教室 |
| 小堀　朗 | 日本赤十字社 福井赤十字病院眼科 |
| 薄木佳子 | 兵庫県立加古川医療センター眼科 |
| 松本牧子 | 長崎大学大学院医歯薬学総合研究科眼科・視覚科学 |
| 北岡　隆 | 長崎大学大学院医歯薬学総合研究科眼科・視覚科学 |
| 塙本　宰 | はねもと眼科 |
| 松島博之 | 獨協医科大学眼科学教室 |
| 佐藤孝樹 | 大阪医科大学眼科学教室 |
| 太田一郎 | 医療法人 湘山会 眼科三宅病院 |
| 雑賀司珠也 | 和歌山県立医科大学眼科学教室 |

## 2. 『後眼部アトラス』 執筆者一覧 (執筆順)

| | | | |
|---|---|---|---|
| 岸　章治 | 前橋中央眼科 | 宮永　将 | 東京都立広尾病院眼科 |
| 辻川明孝 | 京都大学大学院医学研究科感覚運動系外科学眼科学 | 松原　央 | 三重大学大学院医学系研究科・臨床医学系講座・眼科学 |
| 大島裕司 | 済生会福岡総合病院眼科 | 兼子裕規 | 名古屋大学大学院医学系研究科頭頸部・感覚器外科学講座眼科学教室 |
| 森　圭介 | 国際医療福祉大学眼科 | 上野真治 | 名古屋大学大学院医学系研究科頭頸部・感覚器外科学講座眼科学教室 |
| 福富　啓 | 愛知医科大学眼科学講座 | 松井良諭 | 三重大学大学院医学系研究科・臨床医学系講座・眼科学 |
| 瓶井資弘 | 愛知医科大学眼科学講座 | 齋藤　航 | 回明堂眼科・歯科 |
| 石田雄一郎 | 愛知医科大学眼科学講座 | 永井由巳 | 関西医科大学眼科学教室 |
| 小畑　亮 | 東京大学大学院医学系研究科眼科学教室 | 池田康博 | 宮崎大学医学部感覚運動医学講座眼科学分野 |
| 大石明生 | 京都大学大学院医学研究科感覚運動系外科学眼科学 | 林　孝彰 | 東京慈恵会医科大学葛飾医療センター眼科 |
| 丸子一朗 | 東京女子医科大学眼科学教室 | 近藤峰生 | 三重大学大学院医学系研究科・臨床医学系講座・眼科学 |
| 河野泰三 | 東京女子医科大学眼科学教室 | 町田繁樹 | 獨協医科大学埼玉医療センター眼科 |
| 湧川空子 | 琉球大学大学院医学研究科医科学専攻眼科学講座 | 三浦　玄 | 千葉大学大学院医学研究院眼科学 |
| 古泉英貴 | 琉球大学大学院医学研究科医科学専攻眼科学講座 | 山本修一 | 千葉大学大学院医学研究院眼科学 |
| 澤口桂子 | 琉球大学大学院医学研究科医科学専攻眼科学講座 | 堀田喜裕 | 浜松医科大学眼科学教室 |
| 玉城　環 | 琉球大学大学院医学研究科医科学専攻眼科学講座 | 國吉一樹 | 近畿大学医学部眼科学教室 |
| 引地泰一 | ひきち眼科 | 篠田　啓 | 埼玉医科大学医学部眼科学 |
| 林　英之 | 福岡大学医学部総合医学研究センター | 宮本龍郎 | 回生病院眼科 |
| 中西(山田)裕子 | 神戸大学大学院医学研究科外科系講座眼科学分野 | 藤波　芳 | 国立病院機構　東京医療センター眼科 |
| 野村耕治 | 兵庫県立こども病院眼科 | 角田和繁 | 国立病院機構　東京医療センター眼科 |
| 小南太郎 | 名古屋大学大学院医学系研究科頭頸部・感覚器外科学講座眼科学教室 | 片桐聡 | 東京慈恵会医科大学眼科学講座 |
| 近藤寛之 | 産業医科大学眼科学教室 | 髙橋寛二 | 関西医科大学眼科学教室 |
| 松下五佳 | 産業医科大学眼科学教室 | 橋本勇希 | 福岡国際医療福祉大学視能訓練学科 |
| 池田華子 | 京都大学大学院医学研究科感覚運動系外科学眼科学 | 白神千恵子 | 香川大学医学部眼科学講座 |
| 尾花　明 | 総合病院聖隷浜松病院眼科 | 山城健児 | 大津赤十字病院眼科 |
| 西信良嗣 | 滋賀医科大学眼科学講座 | 高橋綾子 | 京都大学大学院医学研究科感覚運動系外科学眼科学 |
| 日下俊次 | 近畿大学医学部眼科学教室 | 井上麻衣子 | 横浜市立大学附属市民総合医療センター眼科 |
| 松本英孝 | 群馬大学大学院医学系研究科眼科学 | 森隆三郎 | 日本大学医学部視覚科学系眼科学分野 |
| 井上裕治 | 自治医科大学医学部眼科学講座 | 齋藤昌晃 | 弘前大学大学院医学研究科眼科学教室 |
| 坪井孝太郎 | 愛知医科大学眼科学講座 | 田村　寛 | 京都大学大学院医学研究科感覚運動系外科学眼科学 |
| 長谷川泰司 | 東京女子医科大学眼科学教室 | 宇治彰人 | 京都大学大学院医学研究科感覚運動系外科学眼科学 |
| 村岡勇貴 | 京都大学大学院医学研究科感覚運動系外科学眼科学 | 板谷正紀 | はんがい眼科 |
| 杉本昌彦 | 三重大学大学院医学系研究科・臨床医学系講座・眼科学 | 土居真一郎 | 岡山大学大学院医歯薬学総合研究科眼科学講座 |
| 張野正誉 | はりの眼科 | 森實祐基 | 岡山大学大学院医歯薬学総合研究科眼科学講座 |
| 村田敏規 | 信州大学医学部眼科学教室 | 佐藤　拓 | 高崎佐藤眼科 |
| 喜田照代 | 大阪医科大学眼科学教室 | 飯田知弘 | 東京女子医科大学眼科学教室 |

| | |
|---|---|
| 櫻田庸一 | 山梨大学大学院総合研究部眼科学講座 |
| 黒田能匡 | 神戸市立神戸アイセンター病院眼科 |
| 中西秀雄 | 豊岡病院　日高医療センター眼科 |
| 東出朋巳 | 金沢大学附属病院眼科 |
| 厚東隆志 | 杏林大学医学部眼科学教室 |
| 出田隆一 | いでた平成眼科クリニック |
| 井上　真 | 杏林大学医学部眼科学教室 |
| 本田　茂 | 大阪市立大学大学院医学研究科視覚病態学 |
| 大野京子 | 東京医科歯科大学大学院医歯学総合研究科眼科学 |
| 伊藤逸毅 | 名古屋大学大学院医学系研究科頭頸部・感覚器外科学講座眼科学教室 |
| 大杉秀治 | おおすぎ眼科 |
| 三宅正裕 | 京都大学大学院医学研究科感覚運動系外科学眼科学 |
| 鈴木茂伸 | 国立がん研究センター中央病院眼腫瘍科 |
| 羅　錦營 | ら(羅)眼科 |
| 喜多美穂里 | 国立病院機構　京都医療センター眼科 |
| 南場研一 | 北海道大学大学院医学研究院眼科学教室 |
| 寺田裕紀子 | 東京都健康長寿医療センター眼科 |
| 蕪城俊克 | 自治医科大学附属さいたま医療センター眼科 |
| 長谷川英一 | 九州大学大学院医学研究院眼科学分野 |
| 明神沙弥香 | 福岡歯科大学総合医学講座眼科学分野 |
| 八幡信代 | 九州大学大学院医学研究院眼科学分野 |
| 慶野　博 | 杏林大学医学部眼科学教室 |
| 蓮見由紀子 | 横浜市立大学大学院医学研究科眼科学教室 |
| 岩橋千春 | 近畿大学医学部眼科学教室 |
| 大黒伸行 | JCHO大阪病院眼科 |
| 福田　憲 | 高知大学医学部眼科学講座 |
| 丸山耕一 | 川添丸山眼科 |
| 丸山和一 | 大阪大学大学院医学系研究科視覚先端医学寄附講座 |
| 臼井嘉彦 | 東京医科大学臨床医学系眼科学分野 |
| 石川桂二郎 | 九州大学大学院医学研究院眼科学分野 |
| 中尾久美子 | 鹿児島大学大学院医歯学総合研究科眼科学 |
| 加瀬　諭 | 北海道大学大学院医学研究院眼科学教室 |
| 恩田秀寿 | 昭和大学医学部眼科学講座 |
| 西口康二 | 東北大学大学院医学系研究科視覚先端医療学寄附講座 |
| 倉田健太郎 | 浜松医科大学眼科学教室 |
| 中澤　満 | 弘前大学大学院医学研究科眼科学教室 |
| 尾辻　剛 | 関西医科大学総合医療センター眼科 |
| 藤本雅大 | ナカノ眼科医院 |
| 横井　匡 | 国立成育医療研究センター眼科 |
| 芳賀　彰 | 熊本大学大学院生命科学研究部眼科学分野 |
| 秋山英雄 | 群馬大学大学院医学系研究科眼科学 |
| 池田恒彦 | 大阪医科大学眼科学教室 |
| 野呂隆彦 | 東京慈恵会医科大学眼科学講座 |
| 平形明人 | 杏林大学医学部眼科学教室 |
| 金森章泰 | かなもり眼科クリニック |
| 毛塚剛司 | 毛塚眼科医院 |
| 前久保知行 | 眼科三宅病院 |
| 奥　英弘 | 大阪医科大学眼科学教室 |
| 戸成匡宏 | 大阪医科大学眼科学教室 |
| 大久保真司 | おおくぼ眼科クリニック |
| 井上正則 | 眼科いのうえクリニック |
| 長井隆行 | 神戸大学大学院医学研究科外科系講座眼科学分野 |
| 中澤祐則 | 鹿児島大学大学院医歯学総合研究科眼科学 |
| 石川　均 | 北里大学医療衛生学部視覚機能療法学 |
| 柏木広哉 | 静岡県立静岡がんセンター眼科 |
| 上田香織 | 神戸大学大学院医学研究科外科系講座眼科学分野 |
| 中村　誠 | 神戸大学大学院医学研究科外科系講座眼科学分野 |
| 亀谷修平 | 日本医科大学千葉北総病院眼科 |
| 後藤克聡 | 川崎医科大学眼科学1 |
| 三木淳司 | 川崎医科大学眼科学1 |
| 橋本雅人 | 社会医療法人医仁会中村記念病院眼科 |
| 須田謙史 | 京都大学大学院医学研究科感覚運動系外科学眼科学 |
| 赤木忠道 | 京都大学大学院医学研究科感覚運動系外科学眼科学 |
| 寺尾信宏 | 京都府立医科大学眼科学教室 |
| 河野剛也 | 大阪市立大学大学院医学研究科視覚病態学 |
| 高木　均 | 聖マリアンナ医科大学眼科学教室 |
| 重城達哉 | 聖マリアンナ医科大学眼科学教室 |

## 3. 『外眼部アトラス』 執筆者一覧 (執筆順)

| | |
|---|---|
| 蓮見由紀子 | 横浜市立大学大学院医学研究科眼科学教室 |
| 今川幸宏 | 大阪回生病院眼科 |
| 吉田清香 | 東北大学大学院医学系研究科神経感覚器病態学講座・眼科学分野 |
| 羅　秀玉 | ら(羅)眼科 |
| 佐々木香る | 関西医科大学眼科学教室 |
| 山中行人 | 京都府立医科大学眼科学教室 |
| 木下慎介 | MIE眼科四日市 |
| 三村真士 | 大阪医科大学眼科学教室 |
| 小久保健一 | 藤沢湘南台病院形成外科 |
| 鄭　暁東 | 愛媛大学大学院医学系研究科医学専攻器官・形態領域眼科学講座 |
| 末岡健太郎 | 広島大学大学院医系科学研究科視覚病態学 |
| 太田　優 | 慶應義塾大学医学部眼科学教室 |
| 野田実香 | 慶應義塾大学医学部眼科学教室 |
| 白川理香 | 東京大学大学院医学系研究科眼科学教室 |
| 上笹貫太郎 | 鹿児島大学大学院医歯学総合研究科眼科学 |
| 門田英輝 | 九州大学病院形成外科 |
| 小林　真 | 小林眼科医院 |
| 重安千花 | 杏林大学医学部眼科学教室 |
| 北口善之 | 大阪大学大学院医学系研究科眼科学教室 |
| 山中亜規子 | 総合病院 聖隷浜松病院眼形成眼窩外科 |
| 林　憲吾 | 横浜桜木町眼科 |
| 石瀬久子 | 兵庫医科大学形成外科 |
| 中山知倫 | 京都府立医科大学眼科学教室 |
| 渡辺彰英 | 京都府立医科大学眼科学教室 |
| 山下　建 | 札幌医科大学形成外科 |
| 大久保智貴 | 茨城西南医療センター病院眼科 |
| 田邉美香 | 九州大学大学院医学研究院眼科学分野 |
| 山道光作 | 福岡山王病院形成外科 |
| 鈴木幸久 | 地域医療機能推進機構三島総合病院眼科 |
| 酒井成貴 | 慶應義塾大学形成外科 |
| 岩佐真弓 | 井上眼科病院 |
| 舟木智佳 | オリンピア眼科病院 |
| 小幡博人 | 埼玉医科大学総合医療センター・眼科 |
| 秋山玲奈 | JR東京総合病院眼科 |
| 川島素子 | 慶應義塾大学医学部眼科学教室 |
| 菅谷哲史 | 日本大学医学部視覚科学系眼科学分野 |
| 豊野哲也 | 東京大学大学院医学系研究科眼科学教室 |
| 福岡詩麻 | 大宮はまだ眼科　西口分院 |
| 加藤　基 | 東京大学大学院医学系研究科形成外科 |
| 西田奈央 | 獨協医科大学眼科学教室 |
| 有田玲子 | 伊藤医院 |
| 吉村彩野 | 兵庫医科大学眼科学教室 |
| 馬場直子 | 神奈川県立こども医療センター皮膚科 |
| 高橋勇人 | 慶應義塾大学皮膚科 |
| 福田昌彦 | 近畿大学奈良病院眼科 |
| 高山真祐子 | 群馬大学大学院医学系研究科眼科学 |
| 加瀬　諭 | 北海道大学大学院医学研究院眼科学教室 |
| 伊沢英知 | 国立がん研究センター中央病院眼腫瘍科 |
| 平山雅敏 | 東京歯科大学市川総合病院眼科 |
| 山口剛史 | 東京歯科大学市川総合病院眼科 |
| 元村尚嗣 | 大阪市立大学大学院医学研究科形成外科学 |
| 新井雪彦 | 岩手医科大学形成外科 |
| 須賀洸希 | 東京都保健医療公社　大久保病院眼科 |
| 竹中祐子 | 東京女子医科大学皮膚科 |
| 齋藤昌美 | 福島県立医科大学形成外科 |
| 兼森良和 | カネモリ眼科形成外科クリニック |
| 尾山徳秀 | うおぬま眼科 |
| 髙村　浩 | 公立置賜総合病院眼科 |
| 吉川　洋 | 九州大学大学院医学研究院眼科学分野 |
| 大城貴史 | 大城クリニック |
| 大城俊夫 | 大城クリニック |
| 春田雅俊 | 久留米大学医学部眼科学講座 |
| 江口　功一 | 江口眼科医院 |
| 大湊　絢 | 新潟大学大学院医歯学総合研究科生体機能調節医学専攻感覚統合医学講座視覚病態学分野 |
| 原　かや | 八重洲形成外科・美容皮膚科 |
| 林　暢紹 | 須崎くろしお病院眼科 |
| 井上　康 | 医療法人眼科康誠会　井上眼科 |
| 中茎敏明 | 藤田眼科 |
| 松村　望 | 神奈川県立こども医療センター眼科 |
| 鎌尾知行 | 愛媛大学医学部附属病院診療科眼科学 |

| | | | |
|---|---|---|---|
| 松山浩子 | 大阪赤十字病院眼科 | 大関尚行 | 総合新川橋病院 |
| 田中　寛 | 国立長寿医療研究センター眼科 | 光安佐織 | 有限会社アツザワ・プロテーゼ九州 |
| 大江雅子 | 多根記念眼科病院眼科 | 梶山新之助 | 株式会社 カジヤマプロテーゼ |
| 鈴木　亨 | 鈴木眼科クリニック | 日原正勝 | 関西医科大学形成外科 |
| 宮崎千歌 | 兵庫県立尼崎総合医療センター眼科 | 楠木健司 | 関西医科大学形成外科 |
| 渡辺このみ | あさひ総合病院眼科 | 河井信一郎 | 埼玉医科大学総合医療センター眼科 |
| 藤本雅大 | ナカノ眼科医院 | 根岸貴志 | 順天堂大学大学院医学研究科眼科学 |
| 佐々木次壽 | 佐々木眼科 | 林　思音 | 山形大学医学部眼科学 |
| 岩崎明美 | 大多喜眼科 | 遠藤高生 | 大阪母子医療センター眼科 |
| 山田寛子 | 愛媛大学大学院医学系研究科医学専攻器官・形態領域眼科学講座 | 横山吉美 | 独立行政法人地域医療機能推進機構中京病院眼科 |
| 三谷亜里沙 | 愛媛大学大学院医学系研究科医学専攻器官・形態領域眼科学講座 | 鈴木由美 | 杏林大学医学部眼科学教室 |
| 今野公士 | インフィニティメディカル近藤眼科 | 中西(山田)裕子 | 神戸大学大学院医学研究科外科系講座眼科学分野 |
| 後藤　聡 | 東京慈恵会医科大学附属柏病院眼科 | 津久井真紀子 | 独立行政法人地域医療機能推進機構中京病院眼科 |
| 後藤英樹 | 後藤眼科医院 | 宇井牧子 | CS眼科クリニック |
| 横井　匡 | 国立成育医療研究センター眼科 | 中井義典 | 京都府立医科大学眼科学教室 |
| 山本哲平 | 国立病院機構　北海道医療センター眼科 | 彦谷明子 | 浜松医科大学眼科学教室 |
| 谷治尚子 | オリンピア眼科病院 | 大野明子 | 東京都立多摩総合医療センター眼科 |
| 渡辺頼勝 | 東京警察病院形成外科・美容外科 | 平野香織 | 千葉県こども病院眼科 |
| 荒牧典子 | 慶應義塾大学形成外科 | 鎌田さや花 | 京都府立医科大学眼科学教室 |
| 秋山武紀 | 慶應義塾大学脳神経外科 | 岡本真奈 | 兵庫医科大学眼科学教室 |
| 兒玉達夫 | 島根大学医学部附属病院先端がん治療センター | 永野雅子 | 井上眼科病院 |
| 大島浩一 | 国立病院機構　岡山医療センター眼科 | 西　智 | 奈良県立医科大学眼科学教室 |
| 上田幸典 | 総合病院 聖隷浜松病院眼形成眼窩外科 | 武田啓治 | 長岡赤十字病院眼科 |
| 鈴木茂伸 | 国立がん研究センター中央病院眼腫瘍科 | 清水有紀子 | ツカザキ病院眼科 |
| 林　勇海 | 杏林大学医学部眼科学教室 | 張　佑子 | 京都市立病院眼科 |
| 楠原仙太郎 | 神戸大学大学院医学研究科外科系講座眼科学分野 | 植木智志 | 新潟大学脳研究所統合脳機能研究センター |
| 髙鍬広章 | 総合病院 聖隷浜松病院眼形成眼窩外科 | 木村亜紀子 | 兵庫医科大学眼科学教室 |
| 高比良雅之 | 金沢大学医薬保健研究域医学系視覚科学(眼科学) | 林　孝雄 | 帝京大学医療技術学部視能矯正学科 |
| 高橋めぐみ | 総合病院 聖隷浜松病院眼形成眼窩外科 | 神前あい | オリンピア眼科病院 |
| 横山康太 | 昭和大学医学部眼科学講座 | 横山　連 | 大阪市立総合医療センター小児医療センター小児眼科 |
| 後藤洋平 | 昭和大学医学部眼科学講座 | 後関利明 | 北里大学医学部眼科 |
| 遠藤貴美 | 昭和大学横浜市北部病院眼科 | | |
| 張　大行 | 新潟大学大学院医歯学総合研究科生体機能調節医学専攻感覚統合医学講座視覚病態学分野 | | |
| 小野貴暁 | 川崎医科大学眼科学1 | | |
| 池田千花 | 岩手医科大学眼科学教室 | | |

## 4. 『眼病理アトラス』 執筆者一覧 (執筆順)

| | |
|---|---|
| 小幡博人 | 埼玉医科大学総合医療センター眼科 |
| 納富昭司 | 九州大学大学院医学研究院眼科学分野 |
| 池田康博 | 宮崎大学医学部感覚運動医学講座眼科学分野 |
| 後藤 浩 | 東京医科大学臨床医学系眼科学分野 |
| 小川葉子 | 慶應義塾大学医学部眼科学教室 |
| 鎌尾知行 | 愛媛大学医学部附属病院診療科眼科学 |
| 吉川 洋 | 九州大学大学院医学研究院眼科学分野 |
| 髙村 浩 | 公立置賜総合病院眼科 |
| 尾山徳秀 | うおぬま眼科 |
| 江口功一 | 江口眼科医院 |
| 林 暢紹 | 須崎くろしお病院眼科 |
| 高木健一 | 国立病院機構 小倉医療センター眼科 |
| 田邉美香 | 九州大学大学院医学研究院眼科学分野 |
| 内尾英一 | 福岡大学医学部眼科学教室 |
| 海老原伸行 | 順天堂大学医学部附属浦安病院眼科 |
| 藤井裕也 | 九州大学大学院医学研究院眼科学分野 |
| 加瀬 諭 | 北海道大学大学院医学研究院眼科学教室 |
| 大島浩一 | 国立病院機構 岡山医療センター眼科 |
| 福岡秀記 | 京都府立医科大学眼科学教室 |
| 外園千恵 | 京都府立医科大学眼科学教室 |
| 上田真由美 | 京都府立医科大学眼科学教室 |
| 近間泰一郎 | 広島大学大学院医系科学研究科視覚病態学 |
| 鈴木 崇 | 東邦大学医療センター大森病院眼科眼疾患先端治療学 |

| | |
|---|---|
| 橋本友美 | 東京大学大学院医学系研究科眼科学教室 |
| 宮井尊史 | 東京大学大学院医学系研究科眼科学教室 |
| 山田直之 | 山口大学大学院医学系研究科眼科学 |
| 稲冨 勉 | 国立長寿医療研究センター眼科 |
| 永田健児 | 京都府立医科大学眼科学教室 |
| 馬詰和比古 | 東京医科大学臨床医学系眼科学分野 |
| 古田 実 | 東京女子医科大学八千代医療センター眼科 |
| 髙橋寛二 | 関西医科大学眼科学教室 |
| 歌村翔子 | 近畿大学医学部眼科学教室 |
| 日下俊次 | 近畿大学医学部眼科学教室 |
| 向野利一郎 | 九州大学大学院医学研究院眼科学分野 |
| 平形明人 | 杏林大学医学部眼科学教室 |
| 中静裕之 | 日本大学医学部視覚科学系眼科学分野 |
| 久冨智朗 | 福岡大学筑紫病院眼科 |
| 鈴木茂伸 | 国立がん研究センター中央病院眼腫瘍科 |
| 兒玉達夫 | 島根大学医学部附属病院先端がん治療センター |
| 高比良雅之 | 金沢大学医薬保健研究域医学系視覚科学 (眼科学) |
| 上田幸典 | 総合病院 聖隷浜松病院眼形成眼窩外科 |
| 辻 英貴 | がん研究会有明病院眼科 |
| 大湊 絢 | 新潟大学大学院医歯学総合研究科眼科学分野 |
| 井上立州 | オリンピア眼科病院 |
| 久保田敏昭 | 大分大学医学部眼科学教室 |
| 福地健郎 | 新潟大学大学院医歯学総合研究科眼科学分野 |

# 5. 『眼と全身病アトラス』 執筆者一覧 (執筆順)

| 林　英之 | 福岡大学医学部総合医学研究センター |
| 白根茉利子 | 九州大学大学院医学研究院眼科学分野 |
| 石川桂二郎 | 九州大学大学院医学研究院眼科学分野 |
| 根岸貴志 | 順天堂大学大学院医学研究科眼科学 |
| 鈴木　崇 | いしづち眼科 |
| 近藤寛之 | 産業医科大学眼科学教室 |
| 庄司　純 | 日本大学医学部視覚科学系眼科学分野 |
| 中山智佳 | 池田眼科医院 |
| 北澤憲孝 | 長野県立こども病院眼科 |
| 中西(山田)裕子 | 神戸大学大学院医学研究科外科系講座眼科学分野 |
| 大鹿哲郎 | 筑波大学医学医療系眼科 |
| 吉永　優 | 大阪大学大学院医学系研究科眼科学教室 |
| 相馬剛至 | 大阪大学大学院医学系研究科眼科学教室 |
| 野村耕治 | 兵庫県立こども病院眼科 |
| 高　静花 | 大阪大学大学院医学系研究科眼科学教室 |
| 塚本晶子 | 九州大学大学院医学研究院眼科学分野 |
| 埒本　慎 | 関西医科大学香里病院眼科 |
| 春石和子 | 川崎医科大学附属病院眼科 |
| 三木淳司 | 川崎医科大学眼科学1 |
| 長谷川朝彦 | 医療型障害児入所施設 カルガモの家 |
| 伊佐敷　靖 | 通町眼科医院 |
| 加治優一 | 松本眼科 |
| 小林礼子 | 大阪大学大学院医学系研究科眼科学教室 |
| 野田　徹 | 国立病院機構 東京医療センター |
| 堀田喜裕 | 浜松医科大学眼科学講座 |
| 町田繁樹 | 獨協医科大学埼玉医療センター眼科 |
| 吉田茂生 | 久留米大学医学部眼科学講座 |
| 海谷忠良 | 医療法人社団 海仁 海谷眼科 |
| 西川爲久 | にしかわ眼科クリニック |
| 岡田由香 | 和歌山県立医科大学眼科学教室 |
| 小南太郎 | 小牧市民病院眼科 |
| 宮永嘉隆 | 西葛西・井上眼科病院 |
| 渡辺頼勝 | 東京警察病院形成外科・美容外科 |
| 永野雅子 | 井上眼科病院 |
| 宮後宏美 | 東京医科歯科大学医学部附属病院眼科 |
| 米田亜規子 | 京都府立医科大学眼科学教室 |

| 酒井成貴 | 慶應義塾大学医学部形成外科学教室 |
| 平野隆雄 | 信州大学医学部眼科学教室 |
| 竹内　大 | 防衛医科大学校眼科学教室 |
| 荒牧典子 | 慶應義塾大学医学部形成外科学教室 |
| 野呂隆彦 | 東京慈恵会医科大学眼科学講座 |
| 林　孝彰 | 東京慈恵会医科大学眼科学講座 |
| 斉藤喜博 | さいとう眼科 |
| 石川　弘 | 埼玉医科大学眼科学教室 |
| 川合謙介 | 自治医科大学医学部脳神経外科学講座 |
| 松下五佳 | 産業医科大学眼科学教室 |
| 上田香織 | 神戸大学大学院医学研究科外科系講座眼科学分野 |
| 熊田聡子 | 東京都立神経病院神経小児科 |
| 橋本雅人 | 社会医療法人医仁会中村記念病院眼科 |
| 松原　央 | 三重大学大学院医学系研究科・臨床医学系講座・眼科学 |
| 坂本麻里 | 神戸大学大学院医学研究科外科系講座眼科学分野 |
| 中馬秀樹 | 宮崎大学医学部感覚運動医学講座眼科学分野 |
| 石川耕平 | 社会医療法人医仁会中村記念病院脳神経外科 |
| 植木智志 | 新潟大学医歯学総合病院眼科 |
| 毛塚剛司 | 毛塚眼科医院 |
| 岩佐真弓 | 井上眼科病院 |
| 木村亜紀子 | 兵庫医科大学眼科学教室 |
| 三浦　玄 | 千葉大学大学院医学研究院眼科学 |
| 近藤峰生 | 三重大学大学院医学系研究科・臨床医学系講座・眼科学 |
| 中山知倫 | 京都府立医科大学眼科学教室 |
| 渡辺彰英 | 京都府立医科大学眼科学教室 |
| 赤谷　律 | 神戸大学大学院医学研究科内科学講座脳神経内科学分野 |
| 千原典夫 | 神戸大学大学院医学研究科内科学講座脳神経内科学分野 |
| 岡本真奈 | 兵庫医科大学眼科学教室 |
| 城倉　健 | 横浜市立脳卒中・神経脊椎センター脳神経内科 |
| 出口英人 | 京都府立医科大学眼科学教室 |
| 村岡勇貴 | 京都大学大学院医学研究科感覚運動系外科学眼科学 |
| 杉本昌彦 | 三重大学大学院医学系研究科・臨床医学系講座・眼科学 |
| 三木明子 | 神戸大学大学院医学研究科外科系講座眼科学分野 |
| 岡本紀夫 | おかもと眼科 |
| 張野正誉 | はりの眼科 |
| 今井尚徳 | 神戸大学大学院医学研究科外科系講座眼科学分野 |

## 執筆者一覧 (執筆順)

| | | | |
|---|---|---|---|
| 松吉健夫 | 東京都立多摩総合医療センター救命救急センター | 駒井清太郎 | 京都府立医科大学眼科学教室 |
| 中村　誠 | 神戸大学大学院医学研究科外科系講座眼科学分野 | 本田　茂 | 大阪市立大学大学院医学研究科視覚病態学 |
| 加藤久美子 | 三重大学大学院医学系研究科・臨床医学系講座・眼科学 | 鈴木忠子 | 医療法人 明愛会 鈴木内科眼科医院 |
| 楠原仙太郎 | 神戸大学大学院医学研究科外科系講座眼科学分野 | 高村悦子 | 東京女子医科大学眼科学講座 |
| 高橋京一 | たかはし眼科クリニック | 木崎順一郎 | 昭和大学医学部眼科学講座 |
| 兼子裕規 | 名古屋大学大学院医学系研究科頭頸部・感覚器外科学講座眼科学教室 | 日野翔太 | 大分大学医学部眼科学教室 |
| 石龍鉄樹 | 福島県立医科大学医学部眼科学講座 | 篠田　啓 | 埼玉医科大学眼科学教室 |
| 秋山英雄 | 群馬大学大学院医学系研究科眼科学 | 上野真治 | 名古屋大学大学院医学系研究科頭頸部・感覚器外科学講座眼科学教室 |
| 村戸ドール | 慶應義塾大学医学部眼科学教室 | 長岡泰司 | 日本大学医学部視覚科学系眼科学分野 |
| 小林崇俊 | 大阪医科薬科大学医学部感覚器機能形態医学講座眼科学教室 | 末武亜紀 | 新潟大学大学院医歯学総合研究科眼科学分野 |
| 喜田照代 | 大阪医科薬科大学医学部感覚器機能形態医学講座眼科学教室 | 福地健郎 | 新潟大学大学院医歯学総合研究科眼科学分野 |
| 井上裕治 | 帝京大学医学部眼科学講座 | 上江田信彦 | 上江田眼科医院 |
| 鈴木幸彦 | 弘前大学大学院医学研究科眼科学教室 | 馬郡幹也 | 下田眼科 |
| 西野耕司 | 医療法人 相敬会 まほろば眼科 | 細谷友雅 | 兵庫医科大学眼科学教室 |
| 田中隆行 | 田中眼科医院 | 山口達夫 | 聖路加国際病院眼科 |
| 園田康平 | 九州大学大学院医学研究院眼科学分野 | 沢本圭悟 | 札幌医科大学医学部救急医学講座 |
| 稲冨　勉 | 国立長寿医療研究センター眼科 | 成松英智 | 札幌医科大学医学部救急医学講座 |
| 栗本拓治 | 神戸大学大学院医学研究科外科系講座眼科学分野 | 山上明子 | 井上眼科病院 |
| 江本有子 | 江本眼科 | 溝上志朗 | 愛媛大学大学院医学系研究科医学専攻器官・形態領域眼科学講座 |
| 堀　純子 | 日本医科大学多摩永山病院眼科 | 不二門尚 | 大阪大学大学院生命機能研究科特別研究推進講座 |
| 兒玉達夫 | 島根大学医学部附属病院先端がん治療センター | 中島伸子 | 中島眼科クリニック |
| 髙鍬広章 | 東近江市立能登川病院眼科 | 後藤　浩 | 東京医科大学臨床医学系眼科学分野 |
| 野倉一也 | 藤田医科大学ばんたね病院脳神経内科 | 國吉一樹 | 近畿大学医学部眼科学教室 |
| 島田佳明 | 藤田医科大学ばんたね病院眼科 | 中尾久美子 | 鹿児島大学大学院医歯学総合研究科眼科学 |
| 北市伸義 | 北海道医療大学病院眼科 | 岩橋千春 | 近畿大学医学部眼科学教室 |
| 工藤俊彦 | 北海道医療大学病院消化器内科 | 大黒伸行 | JOHO 大阪病院眼科 |
| 近間泰一郎 | 広島大学大学院医系科学研究科視覚病態学 | 丸山耕一 | 川添丸山眼科 |
| 村田敏規 | 信州大学医学部眼科学教室 | 松本英孝 | 群馬大学大学院医学系研究科眼科学 |
| 谷治尚子 | オリンピア眼科病院 | 丸山和一 | 大阪大学大学院医学系研究科視覚情報制御学寄附講座 |
| 岡本史樹 | 筑波大学医学医療系眼科 | 齋藤昌晃 | 弘前大学大学院医学研究科眼科学教室 |
| 髙村　浩 | 公立置賜総合病院眼科 | 慶野　博 | 杏林大学医学部眼科学教室 |
| 川路隆博 | 佐藤眼科・内科 | 八代成子 | 国立国際医療研究センター眼科 |
| 横内裕敬 | 千葉大学大学院医学研究院眼科学 | 高下純平 | 国立循環器病研究センター脳血管内科 |
| 福田昌彦 | 近畿大学奈良病院眼科 | 福田　憲 | 高知大学医学部眼科学講座 |
| 上田真由美 | 京都府立医科大学眼科学教室 | 重安千花 | 立正佼成会附属佼成病院眼科 |
| 馬場直子 | 神奈川県立こども医療センター皮膚科 | 高比良雅之 | 金沢大学医薬保健研究域医学系視覚科学 (眼科学) |

眼疾患アトラスシリーズ
## 第6巻　総目次・総索引

2021 年 6 月 30 日発行　　　　　　　　　　　第 1 版第 1 刷　ⓒ

監　修　大鹿哲郎
　　　　　おお しか てつ ろう

発行者　渡 辺 嘉 之

発行所　株式会社　総合医学社

〒101-0061　東京都千代田区神田三崎町 1-1-4
電話 03-3219-2920　FAX 03-3219-0410
URL：https://www.sogo-igaku.co.jp

Printed in Japan　　　　　　　　　　　　シナノ印刷株式会社
ISBN978-4-88378-690-9

・本書に掲載する著作物の複製権・翻訳権・上映権・譲渡権・公衆送信権（送信可能化権を含む）は株式会社総合医学社が保有します.
・ JCOPY ＜（社）出版者著作権管理機構 委託出版物＞
本書を無断で複製する行為（コピー，スキャン，デジタルデータ化など）は，「私的使用のための複製」など著作権法上の限られた例外を除き禁じられています. 大学, 病院, 企業などにおいて, 業務上使用する目的（診療, 研究活動を含む）で上記の行為を行うことは, その使用範囲が内部的であっても, 私的利用には該当せず, 違法です. また私的使用に該当する場合であっても, 代行業者等の第三者に依頼して上記の行為を行うことは違法となります. 複写される場合は, そのつど事前に, JCOPY （社）出版者著作権管理機構（電話 03-5244-5088, FAX 03-5244-5089, e-mail：info@jcopy.or.jp）の許諾を得てください.